INSTANT VORTEX

LIVRE DE CUISINE 2022

DES RECETTES DE FRITEUSE À AIR APPLISSANTES POUR LES DÉBUTANTS

SANDRA BOUCHET

Table des matières

Filet Mignon Doré Pané

Temps de préparation : 15 minutes | Temps de cuisson : 12 minutes | Pour 4 personnes

½ livre (227 g) de filet mignon

Sel de mer et poivre noir moulu, au goût

½ cuillère à café de poivre de Cayenne

1 cuillère à café de basilic séché

1 cuillère à café de romarin séché

1 cuillère à café de thym séché

1 cuillère à soupe d'huile de sésame

1 petit oeuf, battu

½ tasse de chapelure

1. Réglez la température du four de la friteuse à air à 360 °F (182 °C). Appuyez sur Start pour commencer le préchauffage.

2. Couvrir le filet mignon avec le sel, le poivre noir, le poivre de Cayenne, le basilic, le romarin et le thym. Enrober d'huile de sésame.

3. Mettez l'oeuf dans une assiette peu profonde.

4. Verser la chapelure dans une autre assiette.

5. Tremper le filet mignon dans l'oeuf. Roulez-le dans la chapelure.

6. Transférer le steak dans le four de la friteuse à air et faire frire à l'air pendant 12 minutes ou jusqu'à ce qu'il devienne doré.

7. Sers immédiatement.

Escalope de boeuf facile

Temps de préparation : 5 minutes | Temps de cuisson : 12 minutes | Pour 1

1 fine escalope de boeuf

1 oeuf, battu

½ tasse de chapelure amicale

2 cuillères à soupe d'huile d'olive

Poivre et sel au goût

1. Réglez la température du four de la friteuse à air à 350 °F (177 °C). Appuyez sur Start pour commencer le préchauffage.

2. Dans un plat peu profond, mélanger la chapelure, l'huile, le poivre et le sel.

3. Dans une deuxième assiette creuse, déposer l'oeuf battu.

4. Tremper l'escalope dans l'œuf avant de la rouler dans la chapelure.

5. Mettez le schnitzel enrobé dans la poêle perforée du four à friture et faites frire à l'air pendant 12 minutes. Retournez le schnitzel à mi-cuisson.

6. Sers immédiatement.

Saté rapide d'agneau

Temps de préparation : 5 minutes | Temps de cuisson : 8 minutes | Pour 2

¼ cuillère à café de cumin

1 cuillère à café de gingembre

½ cuillères à café de noix de muscade

Sel et poivre noir moulu, au goût

2 steaks d'agneau désossés

Aérosol de cuisson

1. Mélanger le cumin, le gingembre, la muscade, le sel et le poivre dans un bol.

2. Cubez les steaks d'agneau et massez le mélange d'épices dans chacun d'eux.

3. Laisser mariner 10 minutes, puis transférer sur des brochettes en métal.

4. Réglez la température du four de la friteuse à air à 400 °F (204 °C). Appuyez sur Start pour commencer le préchauffage.

5. Vaporisez les brochettes avec l'aérosol de cuisson, puis faites-les frire à l'air dans le four de la friteuse à air pendant 8 minutes.

6. Faites attention lorsque vous les retirez du four de la friteuse à air et servez.

Pains pita grecs à l'agneau

Temps de préparation : 15 minutes | Temps de cuisson : 6 minutes | Pour 4 personnes

Pansement:

1 tasse de yaourt nature

1 cuillère à soupe de jus de citron

1 cuillère à café d'aneth séché, écrasé

1 cuillère à café d'origan moulu

½ cuillère à café de sel

Boulettes de viande:

½ livre (227 g) d'agneau haché

1 cuillère à soupe d'oignon coupé en dés

1 cuillère à café de persil séché

1 cuillère à café d'aneth séché, écrasé

¼ cuillère à café d'origan

¼ cuillère à café de coriandre

¼ cuillère à café de cumin moulu

¼ cuillère à café de sel

4 moitiés de pitas

Garnitures suggérées :

1 oignon rouge, émincé

1 concombre moyen, épépiné, tranché finement

Fromage Feta émietté

Olives noires tranchées

Poivrons frais hachés

1. Réglez la température du four de la friteuse à air à 390 °F (199 °C). Appuyez sur Start pour commencer le préchauffage.

2. Mélanger les ingrédients de la vinaigrette dans un petit bol et réfrigérer pendant la préparation de l'agneau.

3. Mélanger tous les ingrédients des boulettes de viande dans un grand bol et remuer pour répartir les assaisonnements.

4. Façonner le mélange de viande en 12 petites boulettes de viande, arrondies ou légèrement aplaties si vous préférez.

5. Transférer les boulettes de viande dans le four préchauffé de la friteuse à air et faire frire à l'air pendant 6 minutes, jusqu'à ce qu'elles soient bien cuites. Retirer et égoutter sur du papier absorbant.

6. Pour servir, empiler les boulettes de viande et le choix de garnitures dans des pains pita et arroser de vinaigrette.

Carré d'agneau grec

Temps de préparation : 5 minutes | Temps de cuisson : 10 minutes | Pour 4 personnes

¼ tasse de jus de citron fraîchement pressé

1 cuillère à café d'origan

2 cuillères à café de romarin frais haché

1 cuillère à café de thym frais haché

2 cuillères à soupe d'ail haché

Sel et poivre noir fraîchement moulu, au goût

2 à 4 cuillères à soupe d'huile d'olive

1 carré de côtes d'agneau (7 à 8 côtes)

1. Réglez la température du four de la friteuse à air à 360 °F (182 °C). Appuyez sur Start pour commencer le préchauffage.

2. Dans un petit bol, mélanger le jus de citron, l'origan, le romarin, le thym, l'ail, le sel, le poivre et l'huile d'olive et bien mélanger.

3. Frotter le mélange sur l'agneau, couvrant toute la viande. Mettez le carré d'agneau dans le four de la friteuse à air. Rôtir pendant 10 minutes. Retournez la grille à mi-parcours.

4. Au bout de 10 minutes, mesurer la température interne du carré d'agneau qui atteint au moins 145ºF (63ºC).

5. Sers immédiatement.

Porc aigre-doux copieux

Temps de préparation : 20 minutes | Temps de cuisson : 14 minutes | Pour 2 à 4 personnes

$^1/_3$ tasse de farine tout usage

⅓ tasse de fécule de maïs

2 cuillères à café de cinq épices chinoises en poudre

1 cuillère à café de sel

Poivre noir fraîchement moulu, au goût

1 oeuf

2 cuillères à soupe de lait

¾ livre (340 g) de porc désossé, coupé en cubes de 1 pouce

Huile végétale ou de colza

1½ tasse de gros morceaux de poivrons rouges et verts

½ tasse de ketchup

2 cuillères à soupe de vinaigre de vin de riz ou de vinaigre de cidre de pomme

2 cuillères à soupe de cassonade

¼ tasse de jus d'orange

1 cuillère à soupe de sauce soja

1 gousse d'ail, hachée

1 tasse d'ananas en cubes

Échalotes hachées, pour la garniture

1. Mettre en place une station de dragage avec deux bols. Mélanger la farine, la fécule de maïs, la poudre de cinq épices chinoises, le sel et le poivre dans un grand bol. Fouetter l'œuf et le lait ensemble dans un deuxième bol. Tremper d'abord les cubes de porc dans le mélange de farine, puis les tremper dans l'œuf, puis les remettre dans la farine pour les enrober de tous les côtés. Vaporiser les cubes de porc enrobés d'huile végétale ou de canola.

2. Réglez la température du four de la friteuse à air à 400 °F (204 °C). Appuyez sur Start pour commencer le préchauffage.

3. Mélangez les morceaux de poivron avec un peu d'huile et faites-les frire pendant 5 minutes en secouant la poêle perforée à mi-cuisson.

4. Pendant que les poivrons cuisent, commencez à préparer la sauce. Mélangez le ketchup, le vinaigre de vin de riz, la cassonade, le jus d'orange, la sauce soja et l'ail dans une casserole moyenne et portez le mélange à ébullition sur la cuisinière. Réduire le feu et laisser mijoter 5 minutes. Lorsque les poivrons ont fini de frire à l'air, ajoutez-les dans la casserole avec les morceaux d'ananas. Laisser mijoter les poivrons et l'ananas dans

la sauce pendant 2 minutes supplémentaires. Réserver et réserver au chaud.

5. Ajouter les cubes de porc saupoudrés dans la poêle perforée du four à friteuse et faire frire à l'air à 400 °F (204 °C) pendant 6 minutes, en secouant la poêle perforée pour retourner les cubes pendant la dernière minute du processus de cuisson.

6. Au moment de servir, mélanger le porc cuit avec l'ananas, les poivrons et la sauce. Servir garni d'échalotes hachées.

Bœuf aux fines herbes

Temps de préparation : 5 minutes | Temps de cuisson : 22 minutes | Pour 6 personnes

1 cuillère à café d'aneth séché

1 cuillère à café de thym séché

1 cuillère à café d'ail en poudre

2 livres (907 g) de bifteck de boeuf

3 cuillères à soupe de beurre

1. Réglez la température du four de la friteuse à air à 360 °F (182 °C). Appuyez sur Start pour commencer le préchauffage.

2. Mélanger l'aneth, le thym et la poudre d'ail dans un petit bol et masser le steak.

3. Faites frire le steak dans le four de la friteuse à air pendant 20 minutes, puis retirez-le, déchiquetez-le et remettez-le dans le four de la friteuse à air.

4. Ajouter le beurre et faire frire le steak râpé pendant 2 minutes supplémentaires. Assurez-vous que le boeuf est enrobé de beurre avant de servir.

Côtelettes d'agneau à l'italienne avec mayonnaise aux avocats

Temps de préparation : 5 minutes | Temps de cuisson : 12 minutes | Pour 2

2 côtelettes de lampe

2 cuillères à café d'herbes italiennes

2 avocats

½ tasse de mayonnaise

1 cuillère à soupe de jus de citron

1. Assaisonner les côtelettes d'agneau avec les herbes italiennes, puis réserver 5 minutes.

2. Réglez la température du four de la friteuse à air à 400 °F (204 °C) et placez la grille à l'intérieur.

3. Placer les côtelettes sur la grille et faire frire à l'air pendant 12 minutes.

4. Pendant ce temps, coupez les avocats en deux et ouvrez-les pour enlever les noyaux. Versez la chair dans un mixeur.

5. Ajouter la mayonnaise et le jus de citron et pulser jusqu'à l'obtention d'une consistance lisse.

6. Faites attention lorsque vous retirez les côtelettes du four de la friteuse à air, puis dressez-les et servez avec la mayonnaise à l'avocat.

Omelette au chou frisé et boeuf

Temps de préparation : 15 minutes | Temps de cuisson : 16 minutes | Pour 4 personnes

½ livre (227 g) de reste de bœuf, haché grossièrement

2 gousses d'ail, pressées

1 tasse de chou frisé, déchiré en morceaux et fané

1 tomate, hachée

¼ cuillère à café de sucre

4 oeufs, battus

4 cuillères à soupe de crème épaisse

½ cuillère à café de poudre de curcuma

Sel et poivre noir moulu, au goût

⅛ cuillère à café de piment de la Jamaïque moulu

Aérosol de cuisson

1. Réglez la température du four de la friteuse à air à 360 °F (182 °C). Appuyez sur Start pour commencer le préchauffage. Vaporisez quatre ramequins d'un aérosol de cuisson.

2. Mettre des quantités égales de chacun des ingrédients dans chaque ramequin et bien mélanger.

3. Frire à l'air pendant 16 minutes. Sers immédiatement.

Saucisse de Kielbasa avec Pierogies

Temps de préparation : 15 minutes | Temps de cuisson : 30 minutes | Pour 3 à 4 personnes

1 oignon doux, tranché

1 cuillère à café d'huile d'olive

Sel et poivre noir fraîchement moulu, au goût

2 cuillères à soupe de beurre, coupé en petits cubes

1 cuillère à café de sucre

1 livre (454 g) de saucisse kielbasa polonaise légère, coupée en morceaux de 2 pouces

1 paquet (13 onces / 369 g) de mini pierogies surgelés

2 cuillères à café d'huile végétale ou d'olive

Échalotes hachées, pour la garniture

1. Réglez la température du four de la friteuse à air à 400 °F (204 °C). Appuyez sur Start pour commencer le préchauffage.

2. Mélangez les oignons émincés avec de l'huile d'olive, du sel et du poivre et transférez-les dans la poêle perforée du four à friteuse. Parsemer les oignons de morceaux de beurre et les faire revenir à l'air pendant 2 minutes. Saupoudrer ensuite le sucre sur les oignons et remuer. Versez le beurre fondu du fond du tiroir du four de la friteuse à air sur les oignons. Continuez à faire frire à

l'air pendant encore 13 minutes, en remuant ou en secouant la poêle perforée toutes les quelques minutes pour faire frire les oignons uniformément.

3. Ajouter les morceaux de kielbasa aux oignons et mélanger. Faire frire à l'air pendant encore 5 minutes en secouant la lèchefrite à mi-cuisson. Transférer le kielbasa et les oignons dans un bol et couvrir de papier d'aluminium pour garder au chaud.

4. Mélangez les pierogis congelés avec l'huile végétale ou d'olive et transférez-les dans la poêle perforée du four à friteuse. Frire à l'air à 400°F (204°C) pendant 8 minutes, en secouant la poêle perforée deux fois pendant le temps de cuisson.

5. Lorsque les pierogies ont fini de cuire, remettez le kielbasa et les oignons dans le four de la friteuse à air et mélangez délicatement avec les pierogies. Faites frire à l'air pendant 2 minutes de plus, puis transférez le tout dans un plat de service. Garnir avec les oignons verts hachés et servir chaud avec la sauce à la crème sure épicée ci-dessous.

Hamburger d'agneau

Temps de préparation : 15 minutes | Temps de cuisson : 16 minutes | Pour 3 à 4 personnes

2 cuillères à café d'huile d'olive

⅓ oignon, haché finement

1 gousse d'ail, hachée

1 livre (454 g) d'agneau haché

2 cuillères à soupe de persil frais, finement haché

1½ cuillères à café d'origan frais, finement haché

½ tasse d'olives noires, hachées finement

⅓ tasse de fromage feta émietté

½ cuillère à café de sel

poivre noir fraichement moulu

4 pains pita épais

garnitures et condiments

1. Préchauffer une poêle moyenne à feu moyen-vif sur la cuisinière. Ajouter l'huile d'olive et cuire l'oignon jusqu'à ce qu'il soit tendre, mais pas doré - environ 4 à 5 minutes. Ajouter l'ail et cuire pendant une autre minute. Transférer l'oignon et l'ail dans un bol à mélanger et ajouter l'agneau haché, le persil, l'origan, les olives, la

feta, le sel et le poivre. Mélanger délicatement les ingrédients ensemble.

2. Diviser le mélange en 3 ou 4 portions égales puis façonner les hamburgers en faisant attention de ne pas trop manipuler la viande. Une bonne façon de le faire est de lancer la viande entre les mains comme une balle de baseball, en emballant la viande chaque fois que vous l'attrapez. Aplatir les boules en galettes en faisant une entaille au centre de chaque galette. Aplatir les côtés des galettes.

3. Réglez la température du four de la friteuse à air à 370 °F (188 °C). Appuyez sur Start pour commencer le préchauffage.

4. Si vous n'avez pas assez de place pour les quatre burgers, faites frire deux ou trois burgers à la fois pendant 8 minutes. Retournez les hamburgers et faites-les frire à l'air pendant 8 minutes supplémentaires. Si vous avez fait cuire les hamburgers par lots, remettez le premier lot de hamburgers dans le four de la friteuse à air pendant les deux dernières minutes de cuisson pour le réchauffer. Cela devrait vous donner un burger de taille moyenne. Si vous préférez un burger mi-saignant, réduisez le temps de cuisson à environ 13 minutes. Retirez les hamburgers sur une assiette de repos et

laissez les hamburgers reposer pendant quelques minutes avant de les habiller et de les servir.

5. Pendant que les burgers reposent, faire griller les pains pita dans le four de la friteuse à air pendant 2 minutes. Rentrez les hamburgers dans les pains pita grillés ou enroulez les pitas autour des hamburgers et servez avec une sauce tzatziki ou de la mayonnaise.

Boulettes d'agneau

Temps de préparation : 20 minutes | Temps de cuisson : 8 minutes | Pour 4 personnes

Boulettes de viande:

½ petit oignon, finement haché

1 gousse d'ail, hachée

1 livre (454 g) d'agneau haché

2 cuillères à soupe de persil frais, finement haché (et plus pour la garniture)

2 cuillères à café d'origan frais, finement haché

2 cuillères à soupe de lait

1 jaune d'oeuf

Sel et poivre noir fraîchement moulu, au goût

½ tasse de fromage feta émietté, pour la garniture

Sauce tomate:

2 cuillères à soupe de beurre

1 gousse d'ail, écrasée

Pincée de flocons de piment rouge broyés

¼ cuillère à café de cannelle moulue

1 boîte (28 onces / 794 g) de tomates broyées

Sel, au goût

Huile d'olive, pour graisser

1. Mélanger tous les ingrédients pour les boulettes de viande dans un grand bol et mélanger jusqu'à ce que tout soit combiné. Façonner le mélange en boules de 1½ pouce ou façonner la viande entre deux cuillères pour faire des quenelles.

2. Réglez la température du four de la friteuse à air à 400 °F (204 °C). Appuyez sur Start pour commencer le préchauffage.

3. Pendant que le four de la friteuse à air préchauffe, commencez la sauce tomate rapide. Mettez le beurre, l'ail et les flocons de piment rouge dans une sauteuse et faites chauffer à feu moyen sur la cuisinière. Laissez l'ail grésiller un peu, mais avant que le beurre ne brunisse, ajoutez la cannelle et les tomates. Porter à ébullition et laisser mijoter 15 minutes. Assaisonnez avec du sel.

4. Graisser le fond de la poêle perforée du four à friteuse avec de l'huile d'olive et transférer les boulettes de viande dans la poêle perforée du four à friteuse en une seule couche, en les faisant frire à l'air par lots si nécessaire.

5. Faire frire à l'air pendant 8 minutes, en secouant une fois la poêle perforée pendant la cuisson pour retourner les boulettes de viande.

6. Pour servir, déposer une mare de sauce tomate dans des assiettes et ajouter les boulettes de viande. Saupoudrer le fromage feta sur le dessus et garnir avec plus de persil frais. Sers immédiatement.

Côtelettes d'agneau sucette

Temps de préparation : 15 minutes | Temps de cuisson : 7 minutes | Pour 4 personnes

½ petite gousse d'ail

¼ tasse de persil frais tassé

¾ tasse de menthe fraîche tassée

½ cuillère à café de jus de citron

¼ tasse de parmesan râpé

⅓ tasse de pistaches décortiquées

¼ cuillère à café de sel

½ tasse d'huile d'olive

8 côtelettes d'agneau (1 carré)

2 cuillères à soupe d'huile végétale

Sel et poivre noir fraîchement moulu, au goût

1 cuillère à soupe de romarin séché, haché

1 cuillère à soupe de thym séché

1. Préparez le pesto en combinant l'ail, le persil et la menthe dans un robot culinaire et mixez jusqu'à ce qu'il soit finement haché. Ajouter le jus de citron, le parmesan, les pistaches et le sel. Mélangez jusqu'à ce que tous les ingrédients se transforment en pâte. Avec le processeur en marche, versez lentement l'huile d'olive. Raclez les côtés du processeur avec une spatule et traitez pendant 30 secondes supplémentaires.

2. Réglez la température du four de la friteuse à air à 400 °F (204 °C). Appuyez sur Start pour commencer le préchauffage.

3. Frotter les deux côtés des côtelettes d'agneau avec de l'huile végétale et assaisonner avec du sel, du poivre, du romarin et du thym, en pressant doucement les herbes dans la viande avec les doigts. Transférer les côtelettes d'agneau dans la poêle perforée du four à friture à air.

4. Faites frire les côtelettes d'agneau à l'air pendant 5 minutes. Retournez les côtelettes et faites-les frire à l'air pendant 2 minutes supplémentaires.

5. Servir les côtelettes d'agneau avec du pesto à la menthe arrosé sur le dessus.

Filet de porc mariné

Temps de préparation : 10 minutes | Temps de cuisson : 30 minutes | Pour 4 à 6 personnes

¼ tasse d'huile d'olive

¼ tasse de sauce soja

¼ tasse de jus de citron fraîchement pressé

1 gousse d'ail, hachée

1 cuillère à soupe de moutarde de Dijon

1 cuillère à café de sel

½ cuillère à café de poivre noir fraîchement moulu

2 livres (907 g) de filet de porc

1. Dans un grand saladier, préparez la marinade : mélangez l'huile d'olive, la sauce soja, le jus de citron, l'ail haché, la moutarde de Dijon, le sel et le poivre. Réserver ¼ de tasse de marinade.

2. Mettez le filet mignon dans un grand bol et versez le reste de la marinade sur la viande. Couvrir et laisser mariner au réfrigérateur environ 1 heure.

3. Réglez la température du four de la friteuse à air à 400 °F (204 °C). Appuyez sur Start pour commencer le préchauffage.

4. Mettez le filet de porc mariné dans la poêle perforée du four à air friteuse. Rôtir pendant 10 minutes. Retourner le porc et l'arroser avec la moitié de la marinade réservée. Faire rôtir 10 minutes de plus.

5. Retourner le porc, puis l'arroser avec le reste de la marinade. Cuire encore 10 minutes, pour un temps de cuisson total de 30 minutes.

6. Sers immédiatement.

Côtelettes de porc mexicaines

Temps de préparation : 5 minutes | Temps de cuisson : 15 minutes | Pour 2

¼ cuillère à café d'origan séché

1½ cuillères à café de mélange d'assaisonnements pour tacos

2 côtelettes de porc désossées (4 onces / 113 g)

2 cuillères à soupe de beurre non salé, divisé

1. Réglez la température du four de la friteuse à air à 400 °F (204 °C). Appuyez sur Start pour commencer le préchauffage.

2. Mélanger l'origan séché et l'assaisonnement pour tacos dans un petit bol et frotter le mélange sur les côtelettes de porc. Badigeonner les côtelettes avec 1 cuillère à soupe de beurre.

3. Dans le four à air friteuse, faites frire les côtelettes pendant 15 minutes, en les retournant à mi-cuisson pour les faire frire à l'air de l'autre côté.

4. Lorsque les côtelettes sont de couleur brune, vérifiez que la température interne a atteint 145 °F (63 °C) et retirez-les du four de la friteuse à air. Servir avec une garniture de beurre restant.

Steak mariné au miso

Temps de préparation : 5 minutes | Temps de cuisson : 12 minutes | Pour 4 personnes

¾ livre (340 g) de bifteck de flanc

1½ cuillères à soupe de saké

1 cuillère à soupe de pâte de miso brune

1 cuillère à café de miel

2 gousses d'ail, pressées

1 cuillère à soupe d'huile d'olive

1. Mettre tous les ingrédients dans un sac Ziploc. Secouez pour bien couvrir le steak avec les assaisonnements et réfrigérez pendant au moins 1 heure.

2. Réglez la température du four de la friteuse à air à 400 °F (204 °C). Appuyez sur Start pour commencer le préchauffage. Enduire tous les côtés du steak avec un aérosol de cuisson. Mettez le steak dans le plat allant au four.

3. Faites frire à l'air pendant 12 minutes en retournant le steak deux fois pendant le temps de cuisson, puis servez immédiatement.

Steak de flanc mongol

Temps de préparation : 20 minutes | Temps de cuisson : 15 minutes | Pour 4 personnes

1½ livre (680 g) de bifteck de flanc, tranché finement en biais en lanières de ¼ de pouce

Marinade:

2 cuillères à soupe de sauce soja

1 gousse d'ail, écrasée

Pincée de flocons de piment rouge broyés

Sauce:

1 cuillère à soupe d'huile végétale

2 gousses d'ail, hachées

1 cuillère à soupe de gingembre frais finement râpé

3 piments rouges séchés

¾ tasse de sauce soja

¾ tasse de bouillon de poulet

5 à 6 cuillères à soupe de cassonade

½ tasse de fécule de maïs, divisée

1 botte d'oignons verts, coupés en morceaux de 2 pouces

1. Faire mariner le boeuf dans la sauce soja, l'ail et les flocons de piment rouge pendant une heure.

2. Pendant ce temps, préparez la sauce. Préchauffer une petite casserole à feu moyen sur la cuisinière. Ajouter l'huile, l'ail, le gingembre et les piments séchés et faire sauter pendant une minute ou deux. Ajouter la sauce soja, le bouillon de poulet et la cassonade et continuer à mijoter quelques minutes. Dissoudre 3 cuillères à soupe de fécule de maïs dans 3 cuillères à soupe d'eau et mélanger dans la casserole. Remuez la sauce à feu moyen jusqu'à ce qu'elle épaississe. Mettez ça de côté.

3. Réglez la température du four de la friteuse à air à 400 °F (204 °C). Appuyez sur Start pour commencer le préchauffage.

4. Retirer le bœuf de la marinade et le transférer dans un sac en plastique refermable avec la fécule de maïs restante. Secouez-le pour enrober complètement le bœuf et transférez les lanières de bœuf enrobées sur une plaque à pâtisserie ou une assiette, en secouant tout excès de fécule de maïs. Vaporisez les bandes d'huile végétale sur toutes les faces et transférez-les dans la poêle perforée du four à friteuse à air.

5. Faire frire à l'air pendant 15 minutes, en secouant la poêle perforée pour mélanger et faire pivoter les lanières de bœuf tout au long du processus de cuisson. Ajouter les oignons verts pour les 4 dernières minutes de cuisson. Transférer les lanières de bœuf chaudes et

les oignons verts dans un bol et mélanger avec la sauce, en enrobant toutes les lanières de bœuf avec la sauce. Servir chaud.

Poitrine de boeuf à la mozzarella

Temps de préparation : 5 minutes | Temps de cuisson : 25 minutes | Pour 6 personnes

12 onces (340 g) de poitrine de bœuf

2 cuillères à café d'herbes italiennes

2 cuillères à café de beurre

1 oignon, tranché

7 onces (198 g) de fromage mozzarella, tranché

1. Réglez la température du four de la friteuse à air à 365 °F (185 °C). Appuyez sur Start pour commencer le préchauffage.

2. Couper la poitrine en quatre tranches égales et assaisonner avec les herbes italiennes.

3. Laissez le beurre fondre dans le four de la friteuse à air. Mettez les tranches de boeuf à l'intérieur avec l'oignon. Frire à l'air pendant 25 minutes. Retourner la poitrine à mi-cuisson. Mettez un morceau de Mozzarella sur chaque morceau de poitrine dans les 5 dernières minutes.

4. Sers immédiatement.

Pain de viande aux champignons et boeuf

Temps de préparation : 10 minutes | Temps de cuisson : 25 minutes | Pour 4 personnes

1 livre (454 g) de boeuf haché

1 oeuf, battu

1 champignon, tranché

1 cuillère à soupe de thym

1 petit oignon, haché

3 cuillères à soupe de chapelure

Poivre noir moulu, au goût

1. Réglez la température du four de la friteuse à air à 400 °F (204 °C). Appuyez sur Start pour commencer le préchauffage.

2. Mettez tous les ingrédients dans un grand bol et mélangez entièrement.

3. Transférer le mélange de pain de viande dans le moule à pain et le déplacer dans le four de la friteuse à air.

4. Cuire au four pendant 25 minutes. Trancher avant de servir.

Filet de porc à l'orange

Temps de préparation : 15 minutes | Temps de cuisson : 23 minutes | Pour 3 à 4 personnes

2 cuillères à soupe de cassonade

2 cuillères à café de fécule de maïs

2 cuillères à café de moutarde de Dijon

½ tasse de jus d'orange

½ cuillère à café de sauce soja

2 cuillères à café de gingembre frais râpé

¼ tasse de vin blanc

Le zeste d'1 orange

1 livre (454 g) de filet de porc

Sel et poivre noir fraîchement moulu, au goût

Oranges, coupées en deux, pour la garniture

Persil frais, pour la garniture

1. Mélanger la cassonade, la fécule de maïs, la moutarde de Dijon, le jus d'orange, la sauce soya, le gingembre, le vin blanc et le zeste d'orange dans une petite casserole et porter le mélange à ébullition sur la cuisinière. Baisser le feu et laisser mijoter pendant que vous faites frire le filet de porc à l'air ou jusqu'à ce que la sauce ait épaissi.

2. Réglez la température du four de la friteuse à air à 370 °F (188 °C). Appuyez sur Start pour commencer le préchauffage.

3. Assaisonner tous les côtés du filet de porc avec du sel et du poivre noir fraîchement moulu. Transférer le filet dans la poêle perforée du four à friture à air.

4. Frire à l'air pendant 20 à 23 minutes, ou jusqu'à ce que la température interne atteigne 145 ºF (63 ºC). Retourner le filet mignon à mi-cuisson et arroser de sauce.

5. Transférer le filet sur une planche à découper et laisser reposer 5 minutes. Trancher légèrement le porc en biais et servir immédiatement avec des moitiés d'orange et du persil frais.

6. Sers immédiatement.

Filet de boeuf en croûte de poivre

Temps de préparation : 5 minutes | Temps de cuisson : 25 minutes | Pour 6 personnes

2 livres (907 g) de filet de boeuf

2 cuillères à café d'ail rôti, émincé

2 cuillères à soupe de beurre salé, fondu

3 cuillères à soupe de mélangeur à 4 poivres moulus

1. Réglez la température du four de la friteuse à air à 400 °F (204 °C). Appuyez sur Start pour commencer le préchauffage.

2. Retirez tout surplus de gras du filet de bœuf.

3. Mélanger l'ail rôti et le beurre fondu pour appliquer sur le filet avec un pinceau.

4. Dans une assiette, étalez les grains de poivre et roulez-y le filet mignon en veillant à ce qu'ils recouvrent et adhèrent à la viande.

5. Faites frire le filet mignon dans le four de la friteuse à air chaud pendant 25 minutes en le retournant à mi-cuisson.

6. Laisser reposer le filet pendant dix minutes avant de le trancher et de le servir.

Poches de pepperoni et de poivron

Temps de préparation : 5 minutes | Temps de cuisson : 8 minutes | Pour 4 personnes

4 tranches de pain de 1 pouce d'épaisseur

Huile d'olive, pour la brumisation

24 tranches de pepperoni

1 once (28 g) de poivrons rouges rôtis, égouttés et épongés

1 once (28 g) de fromage Pepper Jack, coupé en 4 tranches

1. Réglez la température du four de la friteuse à air à 360 °F (182 °C). Appuyez sur Start pour commencer le préchauffage.

2. Vaporiser les deux côtés des tranches de pain avec de l'huile d'olive.

3. Tenez les tranches debout et coupez une fente profonde dans le haut pour créer une poche (presque jusqu'à la croûte inférieure, mais pas tout au long).

4. Farcir chaque poche de pain avec 6 tranches de pepperoni, une large bande de poivron rouge rôti et une tranche de fromage.

5. Mettez les poches de pain dans le moule perforé du four à friteuse à air, debout. Faire frire à l'air pendant 8 minutes, jusqu'à ce que la garniture soit bien chaude et que le pain soit légèrement doré.

6. Servir chaud.

Gorditas au porc et aux haricots pinto

Temps de préparation : 20 minutes | Temps de cuisson : 21 minutes | Pour 4 personnes

1 livre (454 g) de porc haché maigre

2 cuillères à soupe de piment en poudre

2 cuillères à soupe de cumin moulu

1 cuillère à café d'origan séché

2 cuillères à café de paprika

1 cuillère à café d'ail en poudre

½ tasse d'eau

1 boîte (15 onces / 425 g) de haricots pinto, égouttés et rincés

½ tasse de sauce taco

Sel et poivre noir fraîchement moulu, au goût

2 tasses de fromage cheddar râpé

5 tortillas de farine (12 pouces)

4 tortillas de maïs croustillantes (8 pouces)

4 tasses de laitue déchiquetée

1 tomate, coupée en dés

⅓ tasse d'olives noires tranchées

Crème sure, pour servir

Salsa de tomates, pour servir

Aérosol de cuisson

1. Réglez la température du four de la friteuse à air à 400 °F (204 °C). Appuyez sur Start pour commencer le préchauffage. Vaporisez le plat perforé d'un aérosol de cuisson.

2. Mettre le porc haché dans la poêle perforée et faire frire à 400ºF (204ºC) pendant 10 minutes, en remuant quelques fois pour défaire délicatement la viande. Mélanger la poudre de chili, le cumin, l'origan, le paprika, la poudre d'ail et l'eau dans un petit bol. Incorporer le mélange d'épices dans le porc doré. Incorporer les haricots et la sauce taco et faire frire à l'air pendant une minute supplémentaire. Transférer le mélange de porc dans un bol. Assaisonner de sel et de poivre noir fraîchement moulu.

3. Saupoudrer ½ tasse de fromage râpé au centre des tortillas de farine, en laissant une bordure de 2 pouces autour du bord sans fromage ni garniture. Répartir le mélange de porc entre les quatre tortillas, en le plaçant sur le fromage. Mettez une tortilla de maïs croustillante sur le porc et garnissez de laitue râpée, de tomates en dés et d'olives noires. Couper la tortilla de farine restante en 4 quartiers. Ces quartiers de tortilla serviront de fond de gordita. Mettez un quart de tortilla sur chaque gordita et repliez les bords de la tortilla de farine inférieure sur les côtés, en enfermant la garniture.

Tout en maintenant les coutures vers le bas, badigeonnez le fond de la gordita avec de l'huile d'olive et placez la couture vers le bas sur le plan de travail pendant que vous terminez les trois gorditas restantes.

4. Réglez la température du four de la friteuse à air à 380 °F (193 °C). Appuyez sur Start pour commencer le préchauffage.

5. Frire à l'air une gordita à la fois. Transférez délicatement la gordita dans le moule perforé du four à friteuse à air, couture vers le bas. Badigeonner ou vaporiser la tortilla supérieure avec de l'huile et faire frire à l'air pendant 5 minutes. Retournez délicatement la gordita et faites-la frire à l'air pendant 4 à 5 minutes supplémentaires jusqu'à ce que les deux côtés soient dorés. Lorsque vous avez terminé de faire frire les quatre gorditas à l'air, remettez-les dans le four de la friteuse à air pendant une minute supplémentaire pour vous assurer qu'elles sont toutes chaudes avant de les servir avec de la crème sure et de la salsa.

Sauté de côtelettes de porc

Temps de préparation : 10 minutes | Temps de cuisson : 20 minutes | Pour 4 personnes

1 cuillère à soupe d'huile d'olive

¼ cuillère à café de poivre noir moulu

½ cuillère à café de sel

1 blanc d'oeuf

4 côtelettes de porc (4 onces / 113 g)

¾ tasse de farine d'amande

2 piments jalapeños tranchés

2 oignons verts tranchés

2 cuillères à soupe d'huile d'olive

¼ cuillère à café de poivre blanc moulu

1 cuillère à café de sel de mer

1. Enduisez la poêle perforée du four à friteuse d'huile d'olive.

2. Fouetter le poivre noir, le sel et le blanc d'œuf jusqu'à consistance mousseuse.

3. Couper les côtelettes de porc en morceaux, en laissant juste un peu sur les os. Séchez.

4. Ajouter les morceaux de porc au mélange de blancs d'œufs, bien enrober. Laisser mariner 20 minutes.

5. Réglez la température du four de la friteuse à air à 360 °F (182 °C). Appuyez sur Start pour commencer le préchauffage.

6. Mettez les côtelettes marinées dans un grand bol et ajoutez la farine d'amande. Draguez et secouez l'excédent et placez-le dans le four de la friteuse à air.

7. Faites frire les côtelettes à l'air dans le four de la friteuse à air préchauffé pendant 12 minutes.

8. Montez le feu à 400 °F (205 °C) et faites frire à l'air pendant encore 6 minutes jusqu'à ce que les côtelettes de porc soient belles et croustillantes.

9. Pendant ce temps, retirez les graines de jalapeño et hachez-les. Hacher les oignons verts et mélanger avec des morceaux de jalapeño.

10. Faire chauffer une poêle avec de l'huile d'olive. Faire sauter le poivre blanc, le sel, les oignons verts et les jalapeños pendant 60 secondes. Ajoutez ensuite les morceaux de porc frits aux compétences et mélangez avec le mélange d'oignons verts. Faire sauter 1 à 2 minutes jusqu'à ce qu'ils soient bien enrobés et chauds.

11. Sers immédiatement.

Côtelettes de porc avec couenne

Temps de préparation : 5 minutes | Temps de cuisson : 15 minutes | Pour 4 personnes

1 cuillère à café de piment en poudre

½ cuillère à café d'ail en poudre

1½ onces (43 g) de couennes de porc, finement broyées

4 côtelettes de porc (4 onces / 113 g)

1 cuillère à soupe d'huile de noix de coco, fondue

1. Réglez la température du four de la friteuse à air à 400 °F (204 °C). Appuyez sur Start pour commencer le préchauffage.

2. Mélanger la poudre de chili, la poudre d'ail et les couennes de porc hachées.

3. Enrober les côtelettes de porc avec l'huile de noix de coco, puis le mélange de couenne de porc, en prenant soin de les recouvrir complètement. Placez ensuite les côtelettes dans la lèchefrite du four de la friteuse à air.

4. Faire frire les côtelettes à l'air pendant 15 minutes ou jusqu'à ce que la température interne des côtelettes atteigne au moins 145 ºF (63 ºC), en les retournant à mi-cuisson.

5. Sers immédiatement.

Médaillons de porc avec salade de radicchio et d'endives

Temps de préparation : 25 minutes | Temps de cuisson : 7 minutes | Pour 4 personnes

1 filet de porc (8 onces / 227 g)

Sel et poivre noir fraîchement moulu, au goût

¼ tasse de farine

2 oeufs, légèrement battus

¾ tasse de farine de craquelins

1 cuillère à café de paprika

1 cuillère à café de moutarde sèche

1 cuillère à café d'ail en poudre

1 cuillère à café de thym séché

1 cuillère à café de sel

huile végétale ou de canola, en vaporisateur

Vinaigrette:

¼ tasse de vinaigre balsamique blanc

2 cuillères à soupe de sirop d'agave (ou miel ou sirop d'érable)

1 cuillère à soupe de moutarde de Dijon

jus de ½ citron

2 cuillères à soupe de cerfeuil haché ou de persil plat

sel et poivre noir fraîchement moulu

½ tasse d'huile d'olive extra vierge

Salade de radicchio et d'endives :

1 cœur de laitue romaine, déchiré en gros morceaux

½ tête de radicchio, hachée grossièrement

2 têtes d'endives, tranchées

½ tasse de tomates cerises, coupées en deux

3 onces (85 g) de mozzarella fraîche, coupée en dés

Sel et poivre noir fraîchement moulu, au goût

1. Couper le filet de porc en tranches de 1 pouce. À l'aide d'un pilon à viande, écraser les tranches de porc en médaillons fins de ½ pouce. Assaisonnez généreusement le porc avec du sel et du poivre noir fraîchement moulu des deux côtés.

2. Mettre en place une station de dragage à l'aide de trois plats peu profonds. Mettre la farine dans un plat et les oeufs battus dans un second plat. Mélanger la farine de craquelins, le paprika, la moutarde sèche, la poudre d'ail, le thym et le sel dans un troisième plat.

3. Réglez la température du four de la friteuse à air à 400 °F (204 °C). Appuyez sur Start pour commencer le préchauffage.

4. Passer d'abord les médaillons de porc dans la farine puis dans l'œuf battu. Laisser l'excédent d'œuf s'égoutter et

enrober les deux côtés des médaillons avec le mélange de chapelure de craquelins. Vaporiser les deux côtés des médaillons enrobés d'huile végétale ou de canola.

5. Faire frire les médaillons à l'air en deux lots à 400ºF (204ºC) pendant 5 minutes. Une fois que vous avez fait frire tous les médaillons à l'air, retournez-les et remettez le premier lot de médaillons dans le four de la friteuse à air au-dessus du deuxième lot. Frire à l'air à 400ºF (204ºC) pendant 2 minutes supplémentaires.

6. Pendant que les médaillons cuisent, préparez la salade et la vinaigrette. Fouetter le vinaigre balsamique blanc, le sirop d'agave, la moutarde de Dijon, le jus de citron, le cerfeuil, le sel et le poivre dans un petit bol. Incorporer lentement l'huile d'olive jusqu'à ce qu'elle soit mélangée et épaissie.

7. Mélanger la laitue romaine, le radicchio, les endives, les tomates cerises et le fromage Mozzarella dans un grand saladier. Versez la vinaigrette sur les légumes et mélangez. Assaisonner de sel et de poivre noir fraîchement moulu.

8. Servir les médaillons de porc chauds sur ou à côté de la salade.

Porc avec salsa Aloha

Temps de préparation : 20 minutes | Temps de cuisson : 8 minutes | Pour 4 personnes

2 oeufs

2 cuillères à soupe de lait

¼ tasse de farine

¼ tasse de chapelure panko

4 cuillères à café de graines de sésame

1 livre (454 g) de fines côtelettes de porc désossées (⅜ à ½ pouce d'épaisseur)

Poivre citronné et sel, au goût

¼ tasse de fécule de maïs

Aérosol de cuisson

Salsa Aloha :

1 tasse d'ananas frais, coupé en petits morceaux

¼ tasse d'oignon rouge, haché finement

¼ tasse de poivron vert ou rouge, haché

½ cuillère à café de cannelle moulue

1 cuillère à café de sauce soja faible en sodium

⅛ cuillère à café de piment rouge broyé

⅛ cuillère à café de poivre noir moulu

1. Dans un bol moyen, mélanger tous les ingrédients de la salsa. Couvrir et réfrigérer pendant la cuisson du porc.

2. Réglez la température du four de la friteuse à air à 390 °F (199 °C). Appuyez sur Start pour commencer le préchauffage.

3. Battre les œufs et le lait dans une assiette creuse.

4. Dans un autre plat peu profond, mélanger la farine, le panko et les graines de sésame.

5. Saupoudrer les escalopes de porc de poivre citronné et de sel.

6. Tremper les escalopes de porc dans la fécule de maïs, le mélange d'œufs, puis l'enrobage panko. Vaporiser les deux côtés avec un aérosol de cuisson.

7. Faire frire les escalopes à l'air pendant 3 minutes. Retourner les escalopes en vaporisant les deux côtés et continuer à faire frire à l'air pendant 5 minutes ou jusqu'à ce qu'elles soient bien cuites.

8. Servir les escalopes frites avec la salsa à côté.

Salade de pommes de terre et prosciutto

Temps de préparation : 10 minutes | Temps de cuisson : 7 minutes | Pour 8 personnes

Salade:

4 livres (1,8 kg) de pommes de terre bouillies et coupées en cubes

15 tranches de prosciutto, coupées en dés

2 tasses de fromage cheddar râpé

Pansement:

15 onces (425 g) de crème sure

2 cuillères à soupe de mayonnaise

1 cuillère à café de sel

1 cuillère à café de poivre noir

1 cuillère à café de basilic séché

1. Réglez la température du four de la friteuse à air à 350 °F (177 °C). Appuyez sur Start pour commencer le préchauffage.

2. Mettez les pommes de terre, le prosciutto et le cheddar dans un plat allant au four. Mettez-le dans le four de la friteuse à air et faites-le frire pendant 7 minutes.

3. Dans un autre bol, mélanger la crème sure, la mayonnaise, le sel, le poivre et le basilic à l'aide d'un fouet.

4. Nappez la salade avec la vinaigrette et servez.

Boulettes de boeuf et de porc farcies au provolone

Temps de préparation : 15 minutes | Temps de cuisson : 12 minutes | Pour 4 à 6 personnes

1 cuillère à soupe d'huile d'olive

1 petit oignon, haché finement

1 à 2 gousses d'ail, hachées

¾ livre (340 g) de boeuf haché

¾ livre (340 g) de porc haché

¾ tasse de chapelure

¼ tasse de parmesan râpé

¼ tasse de persil frais finement haché

½ cuillère à café d'origan séché

1½ cuillères à café de sel

Poivre noir fraîchement moulu, au goût

2 oeufs, légèrement battus

5 onces (142 g) de fromage provolone fort ou vieilli, coupé en cubes de 1 pouce

1. Préchauffer une poêle à feu moyen-élevé. Ajouter l'huile et cuire l'oignon et l'ail jusqu'à ce qu'ils soient tendres, mais pas dorés.

2. Transférer l'oignon et l'ail dans un grand bol et ajouter le bœuf, le porc, la chapelure, le parmesan, le persil,

l'origan, le sel, le poivre et les œufs. Bien mélanger jusqu'à ce que tous les ingrédients soient combinés. Diviser le mélange en 12 boules de taille égale. Faire une boulette de viande à la fois, en appuyant sur un trou dans le mélange de boulettes de viande avec le doigt et en poussant un morceau de fromage provolone dans le trou. Remouler la viande en boule en enfermant le fromage.

3. Réglez la température du four de la friteuse à air à 380 °F (193 °C). Appuyez sur Start pour commencer le préchauffage.

4. En travaillant en deux lots, transférez six des boulettes de viande dans la poêle perforée du four à friteuse et faites frire à l'air pendant 12 minutes, en secouant la poêle perforée et en retournant les boulettes de viande deux fois pendant le processus de cuisson. Répéter avec les 6 boulettes de viande restantes. Servir chaud.

Fajitas raffinés au bifteck de jupe

Temps de préparation : 15 minutes | Temps de cuisson : 30 minutes | Pour 4 personnes

2 cuillères à soupe d'huile d'olive

¼ tasse de jus de citron vert

1 gousse d'ail, hachée

½ cuillère à café de cumin moulu

½ cuillère à café de sauce piquante

½ cuillère à café de sel

2 cuillères à soupe de coriandre fraîche hachée

1 livre (454 g) de bifteck de jupe

1 oignon, tranché

1 cuillère à café de piment en poudre

1 poivron rouge, tranché

1 poivron vert, tranché

Sel et poivre noir fraîchement moulu, au goût

8 tortillas à la farine

Garnitures :

Laitue déchiquetée

Queso Fresco émietté (ou fromage cheddar râpé)

Olives noires tranchées

Tomates en dés

Crème aigre

Guacamole

1. Mélanger l'huile d'olive, le jus de citron vert, l'ail, le cumin, la sauce piquante, le sel et la coriandre dans un plat peu profond. Ajouter le steak de jupe et le retourner plusieurs fois pour enrober tous les côtés. Piquer le steak avec un attendrisseur à viande de type aiguille ou un couteau d'office. Faire mariner le steak au réfrigérateur pendant au moins 3 heures ou toute la nuit. Lorsque vous êtes prêt à cuisiner, sortez le steak du réfrigérateur et laissez-le reposer à température ambiante pendant 30 minutes.

2. Réglez la température du four de la friteuse à air à 400 °F (204 °C). Appuyez sur Start pour commencer le préchauffage.

3. Mélanger les tranches d'oignon avec la poudre de chili et un peu d'huile d'olive et les transférer dans la poêle perforée du four à friteuse. Frire à l'air pendant 5 minutes. Ajouter les poivrons rouges et verts dans la poêle perforée du four à friture avec les oignons, assaisonner avec du sel et du poivre et faire frire à l'air pendant 8 minutes de plus, jusqu'à ce que les oignons et les poivrons soient tendres. Transférer les légumes dans

un plat et couvrir de papier d'aluminium pour les garder au chaud.

4. Mettez le steak de jupe dans la poêle perforée du four à friteuse et versez la marinade sur le dessus. Frire à l'air à 400ºF (204ºC) pendant 12 minutes. Retournez le steak et faites-le frire pendant 5 minutes supplémentaires. Transférer le steak cuit sur une planche à découper et laisser reposer le steak pendant quelques minutes. Si les poivrons et les oignons doivent être chauffés, remettez-les dans le four de la friteuse à air pendant seulement 1 à 2 minutes.

5. Trancher finement le steak en biais, en coupant contre le grain du steak. Servir le steak avec les oignons et les poivrons, les tortillas chaudes et les garnitures de fajita à côté.

6. Sers immédiatement.

Steaks de faux-filet au romarin

Temps de préparation : 10 minutes | Temps de cuisson : 15 minutes | Pour 2

¼ tasse de beurre

1 gousse d'ail, hachée

Sel et poivre noir moulu, au goût

1½ cuillères à soupe de vinaigre balsamique

¼ tasse de romarin, haché

2 steaks de faux-filet

1. Faire fondre le beurre dans une poêle à feu moyen. Ajouter l'ail et faire revenir jusqu'à ce qu'il soit parfumé.

2. Retirer la poêle du feu et ajouter le sel, le poivre et le vinaigre. Laissez-le refroidir.

3. Ajouter le romarin, puis verser le mélange dans un sac Ziploc.

4. Mettez les steaks de faux-filet dans le sac et secouez-les bien, en enrobant bien la viande. Réfrigérer pendant une heure, puis laisser reposer encore vingt minutes.

5. Réglez la température du four de la friteuse à air à 400 °F (204 °C) et placez la grille à l'intérieur. Faire frire les faux-filet à l'air pendant 15 minutes.

6. Faites attention lorsque vous sortez les steaks du four de la friteuse à air et dressez-les.

7. Sers immédiatement.

Porc effiloché simple

Temps de préparation : 5 minutes | Temps de cuisson : 24 minutes | Pour 1

2 cuillères à soupe de marinade sèche pour barbecue

1 livre (454 g) de filet de porc

⅓ tasse de crème épaisse

1 cuillère à café de beurre

1. Réglez la température du four de la friteuse à air à 370 °F (188 °C). Appuyez sur Start pour commencer le préchauffage.

2. Massez la marinade sèche dans le filet, en l'enrobant bien.

3. Faites frire le filet mignon dans la friteuse à air chaud pendant 20 minutes. Lorsqu'ils sont frits à l'air, râpez-les avec deux fourchettes.

4. Ajouter la crème épaisse et le beurre dans le four de la friteuse à air avec le porc effiloché et bien mélanger. Frire à l'air pendant encore 4 minutes.

5. Laisser refroidir, puis servir.

Bœuf fumé

Temps de préparation : 10 minutes | Temps de cuisson : 45 minutes | Pour 8 personnes

2 livres (907 g) de rosbif, à température ambiante

2 cuillères à soupe d'huile d'olive extra vierge

1 cuillère à café de flocons de sel de mer

1 cuillère à café de poivre noir moulu

1 cuillère à café de paprika fumé

Quelques tirets de fumée liquide

2 piments jalapeño, tranchés finement

1. Réglez la température du four de la friteuse à air à 330 °F (166 °C). Appuyez sur Start pour commencer le préchauffage.

2. Avec des essuie-tout, épongez le bœuf pour le sécher.

3. Massez l'huile d'olive extra vierge, le sel, le poivre noir et le paprika dans la viande. Couvrir de fumée liquide.

4. Mettez le bœuf dans le four de la friteuse à air et faites-le rôtir pendant 30 minutes. Retourner le rôti et laisser rôtir encore 15 minutes.

5. Une fois bien cuit, servir garni de jalapeños tranchés.

Lasagne à la courge spaghetti

Temps de préparation : 5 minutes | Temps de cuisson : 1h15 | Pour 6 personnes

2 grosses courges spaghetti, cuites (environ 2¾ livres / 1,2 kg)

4 livres (1,8 kg) de boeuf haché

1 grand pot de sauce marinara (2½ livres / 1,1 kg)

25 tranches de fromage Mozzarella

30 onces de fromage ricotta au lait entier

1. Réglez la température du four de la friteuse à air à 375 °F (191 °C). Appuyez sur Start pour commencer le préchauffage.

2. Tranchez la courge spaghetti et placez-la face vers le bas dans un plat allant au four. Remplir d'eau jusqu'à ce qu'elle soit recouverte.

3. Cuire au four préchauffé pendant 45 minutes jusqu'à ce que la peau soit tendre.

4. Saisir le boeuf haché dans une poêle à feu moyen-élevé pendant 5 minutes ou jusqu'à ce qu'il soit doré, puis ajouter la sauce marinara et chauffer jusqu'à ce qu'il soit chaud. Mettre de côté.

5. Grattez la chair de la courge cuite pour qu'elle ressemble à des brins de spaghetti.

6. Étalez les lasagnes dans un grand plat graissé en alternant les couches de courge spaghetti, sauce au bœuf, mozzarella, ricotta. Répétez jusqu'à ce que tous les ingrédients aient été utilisés.

7. Cuire au four pendant 30 minutes et servir.

Braciole aux épinards et boeuf

Temps de préparation : 25 minutes | Temps de cuisson : 1h32 | Pour 4 personnes

½ oignon, haché finement

1 cuillère à café d'huile d'olive

⅓ tasse de vin rouge

2 tasses de tomates concassées

1 cuillère à café d'assaisonnement italien

½ cuillère à café d'ail en poudre

¼ cuillère à café de flocons de piment rouge broyés

2 cuillères à soupe de persil frais haché

2 biftecks de ronde supérieurs (environ 1½ livre / 680 g)

sel et poivre noir fraîchement moulu

2 tasses d'épinards frais, hachés

1 gousse d'ail hachée

½ tasse de poivrons rouges rôtis, coupés en julienne

½ tasse de pecorino râpé

¼ tasse de pignons de pin, grillés et hachés grossièrement

2 cuillères à soupe d'huile d'olive

1. Réglez la température du four de la friteuse à air à 400 °F (204 °C). Appuyez sur Start pour commencer le préchauffage.

2. Mélanger les oignons et l'huile d'olive dans un plat allant au four. Frire à l'air à 400ºF (204ºC) pendant 5 minutes, en remuant quelques fois pendant le processus de cuisson. Ajouter le vin rouge, les tomates broyées, l'assaisonnement italien, la poudre d'ail, les flocons de piment rouge et le persil et remuer. Couvrez la poêle hermétiquement avec du papier d'aluminium, abaissez la température du four de la friteuse à 350 °F (177 °C) et continuez à faire frire pendant 15 minutes.

3. Pendant que la sauce mijote, préparez le bœuf. À l'aide d'un maillet à viande, piler le bœuf jusqu'à ce qu'il ait ¼ de pouce d'épaisseur. Assaisonner les deux côtés du boeuf avec du sel et du poivre. Mélanger les épinards, l'ail, les poivrons rouges, le fromage pecorino, les pignons et l'huile d'olive dans un bol moyen. Assaisonner de sel et de poivre noir fraîchement moulu. Répartir le mélange sur les steaks. En commençant par l'une des extrémités courtes, enroulez le bœuf autour de la garniture, en rentrant les côtés pendant que vous roulez pour vous assurer que la garniture est complètement enfermée. Fixez les rouleaux de bœuf avec des cure-dents.

4. Retirez le plat de cuisson avec la sauce du four de la friteuse à air et mettez-le de côté. Réglez la température du four de la friteuse à air à 400 °F (204 °C). Appuyez sur Start pour commencer le préchauffage.

5. Badigeonnez ou vaporisez les rouleaux de bœuf avec un peu d'huile d'olive et faites-les frire à 400 °F (204 °C) pendant 12 minutes, en faisant tourner le bœuf pendant le processus de cuisson pour un brunissement uniforme. Lorsque le boeuf est doré, plongez les rouleaux dans la sauce dans le plat de cuisson, couvrez le plat de papier d'aluminium et remettez-le dans le four de la friteuse à air. Réduisez la température du four de la friteuse à air à 250 °F (121 °C) et faites frire à l'air pendant 60 minutes.

6. Retirer les rouleaux de bœuf de la sauce. Coupez chaque rouleau en tranches et servez en arrosant de sauce.

De somptueux rouleaux de tortillas à la pizza

Temps de préparation : 10 minutes | Temps de cuisson : 6 minutes | Pour 4 personnes

1 cuillère à café de beurre

½ oignon moyen, émincé

½ poivron rouge ou vert, coupé en julienne

4 onces (113 g) de champignons blancs frais, hachés

½ tasse de sauce à pizza

8 tortillas à la farine

8 fines tranches de jambon de charcuterie

24 tranches de pepperoni

1 tasse de fromage Mozzarella râpé

Aérosol de cuisson

1. Réglez la température du four de la friteuse à air à 390 °F (199 °C). Appuyez sur Start pour commencer le préchauffage.

2. Mettre le beurre, les oignons, le poivron et les champignons dans un plat allant au four. Cuire au four préchauffé de la friteuse à air chaud pendant 3 minutes. Remuer et cuire 3 à 4 minutes de plus jusqu'à ce qu'ils soient juste croustillants et tendres. Retirer le moule et réserver.

3. Pour assembler les rouleaux, étalez environ 2 cuillères à café de sauce à pizza sur une moitié de chaque tortilla. Garnir d'une tranche de jambon et de 3 tranches de pepperoni. Répartir les légumes sautés sur les tortillas et garnir de fromage.

4. Rouler les tortillas, fixer avec des cure-dents si nécessaire et vaporiser d'huile.

5. Mettez 4 rouleaux dans la poêle perforée du four à friture et faites frire à l'air pendant 4 minutes. Tourner et faire frire à l'air pendant 4 minutes, jusqu'à ce qu'ils soient bien chauds et légèrement dorés.

6. Répétez l'étape 4 pour faire frire les rouleaux de pizza restants.

7. Sers immédiatement.

Côtelettes en croûte de tomates séchées

Temps de préparation : 15 minutes | Temps de cuisson : 10 minutes | Pour 4 personnes

½ tasse de tomates séchées au soleil dans l'huile

½ tasse d'amandes grillées

¼ tasse de parmesan râpé

½ tasse d'huile d'olive, plus plus pour brosser le panier de la friteuse à air

2 cuillères à soupe d'eau

½ cuillère à café de sel

Poivre noir fraîchement moulu, au goût

4 côtelettes de porc désossées coupe du centre (environ 1¼ livre / 567 g)

1. Mettez les tomates séchées au soleil dans un robot culinaire et mixez-les jusqu'à ce qu'elles soient grossièrement hachées. Ajouter les amandes, le parmesan, l'huile d'olive, l'eau, le sel et le poivre. Transformer en une pâte lisse. Étalez la majeure partie de la pâte (laissez-en un peu en réserve) sur les deux côtés des côtelettes de porc, puis percez la viande plusieurs fois avec un attendrisseur à viande de type aiguille ou une fourchette. Laisser reposer les côtelettes de porc et mariner pendant au moins 1 heure (réfrigérer si mariner plus de 1 heure).

2. Réglez la température du four de la friteuse à air à 370 °F (188 °C). Appuyez sur Start pour commencer le préchauffage.

3. Badigeonnez plus d'huile d'olive au fond de la poêle perforée du four de la friteuse à air. Transférer les côtelettes de porc dans la poêle perforée du four à friteuse à air, en versant un peu plus de pâte de tomates séchées au soleil sur les côtelettes de porc s'il y a des espaces où la pâte a pu être effacée. Faites frire les côtelettes de porc à l'air pendant 10 minutes en retournant les côtelettes à mi-cuisson.

4. Lorsque les côtelettes de porc ont fini de cuire, transférez-les dans une assiette de service et servez.

Super Bacon à la Viande

Temps de préparation : 5 minutes | Temps de cuisson : 1 heure | Pour 4 personnes

30 tranches de bacon coupe épaisse

4 onces (113 g) de fromage cheddar, râpé

12 onces (340 g) de bifteck

10 onces (283 g) de saucisse de porc

Sel et poivre noir moulu, au goût

1. Réglez la température du four de la friteuse à air à 400 °F (204 °C). Appuyez sur Start pour commencer le préchauffage.

2. Étalez 30 tranches de bacon en forme de tissage dans la poêle perforée du four à air et faites cuire pendant 20 minutes jusqu'à ce qu'elles soient croustillantes.

3. Mélanger le steak et la saucisse pour former un mélange de viande.

4. Disposez la viande dans un rectangle de taille similaire aux tranches de bacon. Assaisonnez avec du sel et du poivre. Mettre le fromage au centre.

5. Rouler la viande en un rouleau serré et réfrigérer.

6. Réglez la température du four de la friteuse à air à 400 °F (204 °C). Appuyez sur Start pour commencer le préchauffage.

7. Faire un tissage de bacon 7 × 7 et rouler le tissage de bacon sur la viande, en diagonale.

8. Cuire au four pendant 60 minutes ou jusqu'à ce que la température interne atteigne au moins 165 ºF (74 ºC).

9. Laisser reposer 5 minutes avant de servir.

Boulettes de boeuf à la suédoise

Temps de préparation : 10 minutes | Temps de cuisson : 12 minutes | Pour 8 personnes

1 livre (454 g) de boeuf haché

1 oeuf, battu

2 carottes, râpées

2 tranches de pain, émiettées

1 petit oignon, émincé

½ cuillères à café de sel d'ail

Poivre et sel, au goût

1 tasse de sauce tomate

2 tasses de sauce pour pâtes

1. Réglez la température du four de la friteuse à air à 400 °F (204 °C). Appuyez sur Start pour commencer le préchauffage.

2. Dans un bol, mélanger le bœuf haché, l'œuf, les carottes, le pain émietté, l'oignon, le sel d'ail, le poivre et le sel.

3. Diviser le mélange en quantités égales et façonner chacune en une petite boulette de viande.

4. Mettez-les dans la poêle perforée du four à friteuse et faites-les frire à l'air pendant 7 minutes.

5. Transférer les boulettes de viande dans un plat allant au four et napper de sauce tomate et de sauce pour pâtes.

6. Placer le plat dans le four de la friteuse à air et laisser frire à l'air à 320 °F (160 °C) pendant 5 minutes supplémentaires. Servir chaud.

Rouleaux de porc teriyaki et champignons

Temps de préparation : 10 minutes | Temps de cuisson : 8 minutes | Pour 6 personnes

4 cuillères à soupe de cassonade

4 cuillères à soupe de mirin

4 cuillères à soupe de sauce soja

1 cuillère à café de farine d'amande

2 pouces de gingembre, haché

6 (4 onces / 113 g) tranches de poitrine de porc

6 onces (170 g) de champignons Enoki

1. Mélanger la cassonade, le mirin, la sauce soja, la farine d'amande et le gingembre jusqu'à ce que la cassonade se dissolve.

2. Prenez des tranches de poitrine de porc et enroulez-les autour d'un fagot de champignons. Badigeonner chaque rouleau de sauce teriyaki. Réfrigérer pendant une demi-heure.

3. Réglez la température du four de la friteuse à air à 350 °F (177 °C) et ajoutez les rouleaux de porc marinés.

4. Frire à l'air pendant 8 minutes. Retourner les rouleaux à mi-cuisson.

5. Sers immédiatement.

Côtelettes de porc vietnamiennes

Temps de préparation : 15 minutes | Temps de cuisson : 12 minutes | Pour 2

1 cuillère à soupe d'échalote hachée

1 cuillère à soupe d'ail haché

1 cuillère à soupe de sauce de poisson

3 cuillères à soupe de citronnelle

1 cuillère à café de sauce soja

1 cuillère à soupe de cassonade

1 cuillère à soupe d'huile d'olive

1 cuillère à café de poivre noir moulu

2 côtelettes de porc

1. Mélanger l'échalote, l'ail, la sauce de poisson, la citronnelle, la sauce soja, la cassonade, l'huile d'olive et le poivre dans un bol. Remuer pour bien mélanger.

2. Mettez les côtelettes de porc dans le bol. Remuer pour bien enrober. Placez le bol au réfrigérateur pour laisser mariner pendant 2 heures.

3. Réglez la température du four de la friteuse à air à 400 °F (204 °C). Appuyez sur Start pour commencer le préchauffage.

4. Retirer les côtelettes de porc du bol et jeter la marinade. Transférer les côtelettes dans le four de la friteuse à air.

5. Faire frire à l'air pendant 12 minutes ou jusqu'à ce qu'ils soient légèrement dorés. Retourner les côtelettes de porc à la moitié du temps de cuisson.

6. Retirer les côtelettes de porc du plat perforé et servir chaud.

la volaille

Fajitas au poulet frit à l'air

Temps de préparation : 15 minutes | Temps de cuisson : 10 à 15 minutes | Pour 4 personnes

4 (5 onces / 142 g) poitrines de poulet désossées et sans peau à faible teneur en sodium, coupées en lanières de 4 x ½ pouces

1 cuillère à soupe de jus de citron fraîchement pressé

2 cuillères à café d'huile d'olive

2 cuillères à café de piment en poudre

2 poivrons rouges, tranchés

4 tortillas de blé entier à faible teneur en sodium

$^1/_3$ tasse de crème sure sans gras

1 tasse de tomates raisins, tranchées

1. Réglez la température du four de la friteuse à air à 380 °F (193 °C). Appuyez sur Start pour commencer le préchauffage.

2. Dans un grand bol, mélanger le poulet, le jus de citron, l'huile d'olive et la poudre de chili. Mélanger pour enrober.

3. Transférer le poulet dans la poêle perforée du four à friteuse à air. Ajouter les poivrons rouges. Rôtir pendant 10 à 15 minutes, ou jusqu'à ce que le poulet atteigne une température interne de 165 ºF (74 ºC) sur un thermomètre à viande.

4. Assemblez les fajitas avec les tortillas, le poulet, les poivrons, la crème sure et les tomates. Sers immédiatement.

Filets de poulet nus frits à l'air

Temps de préparation : 5 minutes | Temps de cuisson : 7 minutes | Pour 4 personnes

Assaisonnement:

1 cuillère à café de sel casher

½ cuillère à café d'ail en poudre

½ cuillère à café de poudre d'oignon

½ cuillère à café de piment en poudre

¼ cuillère à café de paprika doux

¼ cuillère à café de poivre noir fraîchement moulu

Poulet:

8 filets de poitrine de poulet (1 livre / 454 g au total)

2 cuillères à soupe de mayonnaise

1. Réglez la température du four de la friteuse à air à 375 °F (191 °C). Appuyez sur Start pour commencer le préchauffage.

2. Pour l'assaisonnement : Dans un petit bol, mélanger le sel, la poudre d'ail, la poudre d'oignon, la poudre de chili, le paprika et le poivre.

3. Pour le poulet : Placer le poulet dans un bol moyen et ajouter la mayonnaise. Bien mélanger pour bien enrober, puis saupoudrer du mélange d'assaisonnement.

4. En travaillant par lots, disposez une seule couche de poulet dans la poêle perforée du four à friteuse à air. Faire frire à l'air pendant 6 à 7 minutes, en retournant à mi-cuisson, jusqu'à ce qu'ils soient bien cuits au centre. Sers immédiatement.

Pépites de poulet en croûte d'amandes

Temps de préparation : 10 minutes | Temps de cuisson : 10 à 13 minutes | Pour 4 personnes

1 blanc d'oeuf

1 cuillère à soupe de jus de citron fraîchement pressé

½ cuillère à café de basilic séché

½ cuillère à café de paprika moulu

1 livre (454 g) de poitrines de poulet désossées et sans peau à faible teneur en sodium, coupées en cubes de 1 ½ po

½ tasse d'amandes moulues

2 tranches de pain de blé entier à faible teneur en sodium, émiettées

1. Réglez la température du four de la friteuse à air à 400 °F (204 °C). Appuyez sur Start pour commencer le préchauffage.

2. Dans un bol peu profond, battre le blanc d'œuf, le jus de citron, le basilic et le paprika à la fourchette jusqu'à consistance mousseuse.

3. Ajouter le poulet et remuer pour enrober.

4. Dans une assiette, mélanger les amandes et la chapelure.

5. Mélanger les cubes de poulet dans le mélange d'amandes et de chapelure jusqu'à ce qu'ils soient enrobés.

6. Cuire les croquettes dans le four de la friteuse à air, en deux fournées, pendant 10 à 13 minutes, ou jusqu'à ce que le poulet atteigne une température interne de 165 ºF (74 ºC) sur un thermomètre à viande. Sers immédiatement.

Filet de dinde glacé aux abricots

Temps de préparation : 20 minutes | Temps de cuisson : 30 minutes | Pour 4 personnes

¼ tasse de conserves d'abricots sans sucre

½ cuillère à soupe de moutarde brune épicée

1½ livre (680 g) de filet de poitrine de dinde

Sel et poivre noir fraîchement moulu, au goût

spray d'huile d'olive

1. Réglez la température du four de la friteuse à air à 370 °F (188 °C). Appuyez sur Start pour commencer le préchauffage. Vaporisez légèrement la poêle perforée du four à friture avec un spray d'huile d'olive.

2. Dans un petit bol, mélanger les conserves d'abricots et la moutarde pour faire une pâte.

3. Assaisonnez la dinde avec du sel et du poivre. Répartir la pâte d'abricot sur toute la dinde.

4. Placer la dinde dans la poêle perforée du four à friteuse et vaporiser légèrement d'huile d'olive.

5. Frire à l'air pendant 15 minutes. Retournez la dinde et vaporisez légèrement d'huile d'olive. Faire frire à l'air jusqu'à ce que la température interne atteigne au

moins 170 °F (77 °C), 10 à 15 minutes supplémentaires.

6. Laisser reposer la dinde 10 minutes avant de la trancher et de la servir.

Poulet Glacé Aux Abricots

Temps de préparation : 5 minutes | Temps de cuisson : 12 minutes | Pour 2

2 cuillères à soupe de confiture d'abricots

½ cuillère à café de thym frais haché ou ⅛ cuillère à café séché

2 (8 onces / 227 g) poitrines de poulet désossées et sans peau, parées

1 cuillère à café d'huile végétale

Sel et poivre au goût

1. Réglez la température du four de la friteuse à air à 400 °F (204 °C). Appuyez sur Start pour commencer le préchauffage.

2. Cuire au micro-ondes la confiture d'abricots et le thym dans un bol jusqu'à ce qu'ils soient fluides, environ 30 secondes; mettre de côté. Aplatir le poulet à une épaisseur uniforme au besoin. Séchez avec du papier absorbant, frottez avec de l'huile et assaisonnez avec du sel et du poivre.

3. Disposer les poitrines, côté peau vers le bas, dans le moule perforé du four à friteuse à air, espacées uniformément, en alternant les extrémités. Faire revenir le poulet à l'air pendant 4 minutes. Retourner le poulet et badigeonner le côté peau avec le mélange

abricot-thym. Faire frire à l'air jusqu'à ce que le poulet atteigne 160 °F (71 °C), 8 à 12 minutes de plus.

4. Transférer le poulet dans un plat de service, recouvrir lâchement de papier d'aluminium et laisser reposer 5 minutes. Servez.

Poulet barbecue

Temps de préparation : 10 minutes | Temps de cuisson : 18 à 20 minutes | Pour 4 personnes

$^1/_3$ tasse de sauce tomate sans sel ajouté

2 cuillères à soupe de moutarde granuleuse à faible teneur en sodium

2 cuillères à soupe de vinaigre de cidre de pomme

1 cuillère à soupe de miel

2 gousses d'ail, hachées

1 piment jalapeño, émincé

3 cuillères à soupe d'oignon haché

4 (5 onces / 142 g) poitrines de poulet désossées et sans peau à faible teneur en sodium

1. Réglez la température du four de la friteuse à air à 370 °F (188 °C). Appuyez sur Start pour commencer le préchauffage.

2. Dans un petit bol, mélanger la sauce tomate, la moutarde, le vinaigre de cidre, le miel, l'ail, le jalapeño et l'oignon.

3. Badigeonnez les poitrines de poulet avec un peu de sauce et faites-les frire pendant 10 minutes.

4. Retirez la plaque perforée du four à friteuse et retournez le poulet ; badigeonner avec plus de sauce. Frire à l'air pendant 5 minutes de plus.

5. Retirez la plaque perforée du four à air friteuse et retournez à nouveau le poulet ; badigeonner avec plus de sauce. Faire frire à l'air pendant 3 à 5 minutes de plus, ou jusqu'à ce que le poulet atteigne une température interne de 165 °F (74 °C) sur un thermomètre à viande. Jeter toute sauce restante. Sers immédiatement.

Poulet grillé avec salade de chou crémeuse

Temps de préparation : 10 minutes | Temps de cuisson : 20 minutes | Pour 2

3 tasses de salade de chou râpée

Sel et poivre

2 (12 onces / 340 g) poitrines de poulet fendues avec os, parées

1 cuillère à café d'huile végétale

2 cuillères à soupe de sauce barbecue, plus un supplément pour servir

2 cuillères à soupe de mayonnaise

2 cuillères à soupe de crème sure

1 cuillère à café de vinaigre blanc distillé, plus un supplément pour l'assaisonnement

¼ cuillère à café de sucre

1. Réglez la température du four de la friteuse à air à 350 °F (177 °C). Appuyez sur Start pour commencer le préchauffage.

2. Mélanger le mélange de salade de chou et ¼ de cuillère à café de sel dans une passoire placée au-dessus d'un bol. Laisser reposer jusqu'à ce qu'il ramollisse légèrement, environ 30 minutes. Rincez, égouttez et séchez bien avec un torchon.

3. Pendant ce temps, essuyer le poulet avec du papier absorbant, le frotter avec de l'huile et assaisonner de sel et de poivre. Disposer les poitrines, côté peau vers le bas, dans le moule perforé du four à friteuse à air, espacées uniformément, en alternant les extrémités. Cuire au four pendant 10 minutes. Retourner les poitrines et badigeonner le côté peau de sauce barbecue. Remettre le moule perforé dans le four à friteuse à air et cuire jusqu'à ce qu'il soit bien doré et que le poulet atteigne 160 ºF (71 ºC), 10 à 15 minutes.

4. Transférer le poulet dans un plat de service, recouvrir lâchement de papier d'aluminium et laisser reposer 5 minutes. Pendant que le poulet repose, fouetter ensemble la mayonnaise, la crème sure, le vinaigre, le sucre et une pincée de poivre dans un grand bol. Incorporer le mélange de salade de chou et assaisonner avec du sel, du poivre et du vinaigre supplémentaire au goût. Servir le poulet avec la salade de chou, en passant la sauce barbecue supplémentaire séparément.

Poitrines de poulet noircies

Temps de préparation : 10 minutes | Temps de cuisson : 20 minutes | Pour 4 personnes

1 gros oeuf, battu

¾ tasse d'assaisonnement noirci

2 poitrines de poulet entières désossées et sans peau (environ 1 livre / 454 g chacune), coupées en deux

Aérosol de cuisson

1. Réglez la température du four de la friteuse à air à 360 °F (182 °C). Appuyez sur Start pour commencer le préchauffage. Tapisser le moule perforé du four à air friteuse de papier sulfurisé.

2. Placez l'œuf battu dans un bol peu profond et l'assaisonnement noirci dans un autre bol peu profond.

3. Un à la fois, trempez les morceaux de poulet dans l'œuf battu et l'assaisonnement noirci, en les enrobant bien.

4. Placer les morceaux de poulet sur le papier parchemin et vaporiser d'un aérosol de cuisson.

5. Frire à l'air pendant 10 minutes. Retourner le poulet, vaporiser d'un aérosol de cuisson et faire frire à l'air pendant 10 minutes de plus jusqu'à ce que la température interne atteigne 165 °F (74 °C) et que le

poulet ne soit plus rose à l'intérieur. Laisser reposer 5 minutes avant de servir.

Poulet au paprika au babeurre

Temps de préparation : 7 minutes | Temps de cuisson : 17 à 23 minutes | Pour 4 personnes

4 (5 onces / 142 g) poitrines de poulet désossées et sans peau à faible teneur en sodium, pilées à environ ½ pouce d'épaisseur

½ tasse de babeurre

½ tasse de farine tout usage

2 cuillères à soupe de fécule de maïs

1 cuillère à café de thym séché

1 cuillère à café de paprika moulu

1 blanc d'oeuf

1 cuillère à soupe d'huile d'olive

1. Réglez la température du four de la friteuse à air à 390 °F (199 °C). Appuyez sur Start pour commencer le préchauffage.

2. Dans un bol peu profond, mélanger le poulet et le babeurre. Laisser reposer 10 minutes.

3. Pendant ce temps, dans un autre bol peu profond, mélanger la farine, la fécule de maïs, le thym et le paprika.

4. Dans un petit bol, fouetter le blanc d'oeuf et l'huile d'olive. Incorporer rapidement ce mélange d'œufs dans

le mélange de farine afin que les ingrédients secs soient uniformément humidifiés.

5. Retirer le poulet du babeurre et secouer tout excès de liquide. Tremper chaque morceau de poulet dans le mélange de farine pour les enrober.

6. Faire frire le poulet à l'air dans la poêle perforée du four de la friteuse à air pendant 17 à 23 minutes, ou jusqu'à ce que le poulet atteigne une température interne de 165 ºF (74 ºC) sur un thermomètre à viande. Sers immédiatement.

Poulet au céleri

Temps de préparation : 10 minutes | Temps de cuisson : 15 minutes | Pour 4 personnes

½ tasse de sauce soja

2 cuillères à soupe de sauce hoisin

4 cuillères à café d'ail haché

1 cuillère à café de poivre noir fraîchement moulu

8 filets de poulet désossés et sans peau

1 tasse de céleri haché

1 poivron rouge moyen, coupé en dés

Aérosol de cuisson

1. Réglez la température du four de la friteuse à air à 375 °F (191 °C). Appuyez sur Start pour commencer le préchauffage. Vaporisez légèrement la poêle perforée du four à friture avec un spray d'huile d'olive.

2. Dans un grand bol, mélanger la sauce soya, la sauce hoisin, l'ail et le poivre noir pour faire une marinade. Ajouter le poulet, le céleri et le poivron et mélanger pour enrober.

3. Secouez l'excès de marinade du poulet, placez-le avec les légumes dans la poêle perforée du four à friteuse et vaporisez légèrement d'un aérosol de cuisson. Vous devrez peut-être les faire cuire par lots. Réservez le reste de la marinade.

4. Frire à l'air pendant 8 minutes. Retourner le poulet et le badigeonner d'un peu de la marinade restante. Faire frire à l'air pendant 5 à 7 minutes supplémentaires, ou jusqu'à ce que le poulet atteigne une température interne d'au moins 165 ºF (74 ºC). Servez.

Tacos au poulet et au fromage

Temps de préparation : 10 minutes | Temps de cuisson : 12 à 16 minutes | Pour 2 à 4 personnes

1 cuillère à café de piment en poudre

½ cuillère à café de cumin moulu

½ cuillère à café d'ail en poudre

Sel et poivre au goût

Pincée de poivre de Cayenne

1 livre (454 g) de cuisses de poulet désossées et sans peau, parées

1 cuillère à café d'huile végétale

1 tomate, évidée et hachée

2 cuillères à soupe d'oignon rouge finement haché

2 cuillères à café de piment jalapeño haché

1½ cuillères à café de jus de citron vert

6 à 12 (6 pouces) tortillas de maïs, réchauffées

1 tasse de laitue iceberg râpée

3 onces (85 g) de fromage cheddar, râpé (¾ tasse)

1. Réglez la température du four de la friteuse à air à 400 °F (204 °C). Appuyez sur Start pour commencer le préchauffage.

2. Mélanger la poudre de chili, le cumin, la poudre d'ail, ½ cuillère à café de sel, ¼ cuillère à café de poivre et le poivre de Cayenne dans un bol. Séchez le poulet avec du papier absorbant, frottez-le avec de l'huile et saupoudrez uniformément du mélange d'épices. Placer le poulet dans la poêle perforée du four à friteuse à air. Faire frire à l'air jusqu'à ce que le poulet atteigne 165 °F (74 °C), 12 à 16 minutes, en retournant le poulet à mi-cuisson.

3. Pendant ce temps, combiner la tomate, l'oignon, le jalapeño et le jus de lime dans un bol; saler et poivrer au goût et réserver jusqu'au moment de servir.

4. Transférer le poulet sur une planche à découper, laisser refroidir légèrement, puis déchiqueter en bouchées à l'aide de 2 fourchettes. Servir le poulet sur des tortillas chaudes, garnies de salsa, de laitue et de cheddar.

Fajitas au poulet et aux légumes

Temps de préparation : 15 minutes | Temps de cuisson : 23 minutes | Pour 6 personnes

Poulet:

1 livre (454 g) de cuisses de poulet désossées et sans peau, coupées en trois sur la largeur

1 cuillère à soupe d'huile végétale

4½ cuillères à café d'assaisonnement pour tacos

Des légumes

1 tasse d'oignon tranché

1 tasse de poivron tranché

1 ou 2 jalapeños, coupés en quatre sur la longueur

1 cuillère à soupe d'huile végétale

½ cuillère à café de sel casher

½ cuillère à café de cumin moulu

Pour servir:

Tortillas

Crème aigre

Fromage rapé

Guacamole

salsa

1. Réglez la température du four de la friteuse à air à 375 °F (191 °C). Appuyez sur Start pour commencer le préchauffage.

2. Pour le poulet : Dans un bol moyen, mélanger le poulet, l'huile végétale et l'assaisonnement pour tacos pour bien enrober.

3. Pour les légumes : Dans un autre bol, mélanger l'oignon, le poivron, le jalapeño (s), l'huile végétale, le sel et le cumin pour enrober.

4. Placer le poulet dans la poêle perforée du four à friture à air. Frire à l'air pendant 10 minutes. Ajouter les légumes dans la poêle perforée, mélanger le tout pour mélanger les assaisonnements et faire frire à l'air pendant 13 minutes de plus. Utilisez un thermomètre à viande pour vous assurer que le poulet a atteint une température interne de 165 ºF (74 ºC).

5. Transférer le poulet et les légumes dans un plat de service. Servir avec des tortillas et les garnitures de fajitas désirées.

Burgers de poulet au jambon et fromage

Temps de préparation : 12 minutes | Temps de cuisson : 13 à 16 minutes | Pour 4 personnes

$^1/_3$ tasse de chapelure molle

3 cuillères à soupe de lait

1 oeuf, battu

½ cuillère à café de thym séché

Pincée de sel

Poivre noir fraîchement moulu, au goût

1 ¼ livre (567 g) de poulet haché

¼ tasse de jambon finement haché

$^1/_3$ tasse de fromage Havarti râpé

Huile d'olive pour brumisation

1. Réglez la température du four de la friteuse à air à 350 °F (177 °C). Appuyez sur Start pour commencer le préchauffage.

2. Dans un bol moyen, mélanger la chapelure, le lait, l'œuf, le thym, le sel et le poivre. Ajouter le poulet et mélanger délicatement mais soigneusement avec des mains propres.

3. Former le poulet en huit fines galettes et les déposer sur du papier ciré.

4. Garnir quatre des galettes de jambon et de fromage. Garnir des quatre galettes restantes et presser doucement les bords ensemble pour sceller, de sorte que le mélange de jambon et de fromage soit au milieu du burger.

5. Placer les burgers dans le moule perforé et badigeonner d'huile d'olive. Cuire au four de 13 à 16 minutes ou jusqu'à ce que le poulet soit bien cuit à 165 ºF (74 ºC) tel que mesuré avec un thermomètre à viande. Sers immédiatement.

Poulet Mandchou

Temps de préparation : 10 minutes | Temps de cuisson : 20 minutes | Pour 2

1 livre (454 g) de poitrines de poulet désossées et sans peau, coupées en morceaux de 1 pouce

¼ tasse de ketchup

1 cuillère à soupe de sauce chili à base de tomates, telle que Heinz

1 cuillère à soupe de sauce soja

1 cuillère à soupe de vinaigre de riz

2 cuillères à café d'huile végétale

1 cuillère à café de sauce piquante, comme du Tabasco

½ cuillère à café d'ail en poudre

¼ cuillère à café de poivre de Cayenne

2 oignons verts, tranchés finement

Riz blanc cuit, pour servir

1. Réglez la température du four de la friteuse à air à 350 °F (177 °C). Appuyez sur Start pour commencer le préchauffage.

2. Dans un bol, mélanger le poulet, le ketchup, la sauce chili, la sauce soja, le vinaigre, l'huile, la sauce piquante, la poudre d'ail, le poivre de Cayenne et les trois quarts

des oignons verts et mélanger jusqu'à ce qu'ils soient uniformément enrobés.

3. Grattez le poulet et la sauce dans un moule à gâteau en métal et placez le moule dans le four de la friteuse à air. Cuire au four jusqu'à ce que le poulet soit bien cuit et que la sauce soit réduite en un glaçage épais, environ 20 minutes, en retournant les morceaux de poulet à mi-cuisson.

4. Retirez la casserole du four de la friteuse à air. Verser le poulet et la sauce sur le riz et garnir avec les oignons verts restants. Sers immédiatement.

Poulet satay à la sauce cacahuète

Temps de préparation : 12 minutes | Temps de cuisson : 12 à 18 minutes | Pour 4 personnes

½ tasse de beurre de cacahuète croquant

$^1/_3$ tasse de bouillon de poulet

3 cuillères à soupe de sauce soja faible en sodium

2 cuillères à soupe de jus de citron

2 gousses d'ail, hachées

2 cuillères à soupe d'huile d'olive

1 cuillère à café de curry en poudre

1 livre (454 g) de filets de poulet

1. Réglez la température du four de la friteuse à air à 390 °F (199 °C). Appuyez sur Start pour commencer le préchauffage.

2. Dans un bol moyen, mélanger le beurre d'arachide, le bouillon de poulet, la sauce soja, le jus de citron, l'ail, l'huile d'olive et la poudre de curry, et bien mélanger avec un fouet jusqu'à consistance lisse. Retirer 2 cuillères à soupe de ce mélange dans un petit bol. Mettre le reste de sauce dans un bol de service et réserver.

3. Ajouter les filets de poulet dans le bol avec les 2 cuillères à soupe de sauce et remuer pour bien enrober. Laisser mariner quelques minutes, puis passer une brochette de bambou dans chaque filet de poulet dans le sens de la longueur.

4. Mettez le poulet dans la poêle perforée du four de la friteuse à air et faites frire à l'air par lots pendant 6 à 9 minutes ou jusqu'à ce que le poulet atteigne 165 ºF (74 ºC) sur un thermomètre à viande. Servir le poulet avec la sauce réservée.

Poulet à l'ananas et à la pêche

Temps de préparation : 10 minutes | Temps de cuisson : 14 à 15 minutes | Pour 4 personnes

1 livre (454 g) de poitrines de poulet désossées et sans peau à faible teneur en sodium, coupées en morceaux de 1 pouce

1 oignon rouge moyen, haché

1 boîte (8 onces / 227 g) de morceaux d'ananas, égouttés, ¼ tasse de jus réservé

1 cuillère à soupe d'huile d'arachide ou d'huile de carthame

1 pêche, pelée, dénoyautée et coupée en cubes

1 cuillère à soupe de fécule de maïs

½ cuillère à café de gingembre moulu

¼ cuillère à café de piment de la Jamaïque moulu

Riz brun, cuit (facultatif)

1. Réglez la température du four de la friteuse à air à 380 °F (193 °C). Appuyez sur Start pour commencer le préchauffage.

2. Dans un bol moyen en métal, mélanger le poulet, l'oignon rouge, l'ananas et l'huile d'arachide. Cuire au four à friteuse pendant 9 minutes. Retirer et remuer.

3. Ajouter la pêche et remettre le bol dans le four de la friteuse à air. Cuire 3 minutes de plus. Retirer et remuer à nouveau.

4. Dans un petit bol, bien fouetter le jus d'ananas réservé, la fécule de maïs, le gingembre et le piment de la Jamaïque. Ajouter au mélange de poulet et remuer pour combiner.

5. Cuire au four de 2 à 3 minutes de plus, ou jusqu'à ce que le poulet atteigne une température interne de 165 ºF (74 ºC) sur un thermomètre à viande et que la sauce ait légèrement épaissi.

6. Servir immédiatement sur du riz brun cuit chaud, si désiré.

Boulettes de poulet à la noix de coco

Temps de préparation : 10 minutes | Temps de cuisson : 14 minutes | Pour 4 personnes

1 livre (454 g) de poulet haché

2 oignons verts, hachés finement

1 tasse de feuilles de coriandre fraîche hachées

¼ tasse de noix de coco râpée non sucrée

1 cuillère à soupe de sauce hoisin

1 cuillère à soupe de sauce soja

2 cuillères à café de sriracha ou autre sauce piquante

1 cuillère à café d'huile de sésame grillé

½ cuillère à café de sel casher

1 cuillère à café de poivre noir

1. Réglez la température du four de la friteuse à air à 350 °F (177 °C). Appuyez sur Start pour commencer le préchauffage.

2. Dans un grand bol, mélanger délicatement le poulet, les oignons verts, la coriandre, la noix de coco, la sauce hoisin, la sauce soja, la sriracha, l'huile de sésame, le sel et le poivre jusqu'à ce qu'ils soient bien mélangés (le mélange sera humide et collant).

3. Placer une feuille de papier sulfurisé dans le moule perforé du four de la friteuse à air. À l'aide d'une petite cuillère ou d'une cuillère à café, déposez des rondelles du mélange en une seule couche sur le papier sulfurisé.

4. Faire frire à l'air pendant 10 minutes en retournant les boulettes à mi-cuisson. Augmenter la température à 400 ºF (204 ºC) et faire frire à l'air pendant 4 minutes de plus pour dorer l'extérieur des boulettes de viande. Utilisez un thermomètre à viande pour vous assurer que les boulettes de viande ont atteint une température interne de 165 °F (74 °C).

5. Transférer les boulettes de viande dans un plat de service. Répéter avec tout mélange de poulet restant. Servez.

Poulet au curry aux canneberges

Temps de préparation : 12 minutes | Temps de cuisson : 18 minutes | Pour 4 personnes

3 (5 onces / 142 g) poitrines de poulet désossées et sans peau à faible teneur en sodium, coupées en cubes de 1½ pouce

2 cuillères à café d'huile d'olive

2 cuillères à soupe de fécule de maïs

1 cuillère à soupe de curry en poudre

1 pomme acidulée, hachée

½ tasse de bouillon de poulet faible en sodium

$^1/_3$ tasse de canneberges séchées

2 cuillères à soupe de jus d'orange fraîchement pressé

Riz brun, cuit (facultatif)

1. Réglez la température du four de la friteuse à air à 380 °F (193 °C). Appuyez sur Start pour commencer le préchauffage.

2. Dans un bol moyen, mélanger le poulet et l'huile d'olive. Saupoudrer de fécule de maïs et de curry en poudre. Mélanger pour enrober. Incorporer la pomme et transférer dans une casserole en métal. Cuire au four à air friteuse pendant 8 minutes en remuant une fois pendant la cuisson.

3. Ajouter le bouillon de poulet, les canneberges et le jus d'orange. Cuire au four environ 10 minutes de plus, ou jusqu'à ce que la sauce ait légèrement épaissi et que le poulet atteigne une température interne de 165 ºF (74 ºC) sur un thermomètre à viande. Servir sur du riz brun cuit chaud, si désiré.

Ailes de poulet croustillantes

Temps de préparation : 15 minutes | Temps de cuisson : 20 minutes | Pour 4 personnes

1 livre (454 g) d'ailes de poulet

3 cuillères à soupe d'huile végétale

½ tasse de farine tout usage

½ cuillère à café de paprika fumé

½ cuillère à café d'ail en poudre

½ cuillère à café de sel casher

1½ cuillères à café de poivre noir fraîchement concassé

1. Réglez la température du four de la friteuse à air à 400 °F (204 °C). Appuyez sur Start pour commencer le préchauffage.

2. Placer les ailes de poulet dans un grand bol. Verser l'huile végétale sur les ailes et mélanger pour enrober.

3. Dans un autre bol, fouetter ensemble la farine, le paprika, la poudre d'ail, le sel et le poivre jusqu'à ce qu'ils soient combinés.

4. Trempez les ailes dans le mélange de farine une à la fois, en les enrobant bien, et placez-les dans la poêle perforée du four de la friteuse à air. Faire frire à l'air pendant 20 minutes, en retournant les ailes à mi-

cuisson, jusqu'à ce que la panure soit dorée et croustillante.

5. Servir chaud.

Pilons de poulet croustillants au paprika

Temps de préparation : 5 minutes | Temps de cuisson : 22 minutes | Pour 2

2 cuillères à café de paprika

1 cuillère à café de cassonade tassée

1 cuillère à café d'ail en poudre

½ cuillère à café de moutarde sèche

½ cuillère à café de sel

Pincée de poivre

4 (5 onces / 142 g) pilons de poulet, parés

1 cuillère à café d'huile végétale

1 oignon vert, partie verte seulement, tranché finement en biais

1. Réglez la température du four de la friteuse à air à 400 °F (204 °C). Appuyez sur Start pour commencer le préchauffage.

2. Mélanger le paprika, le sucre, la poudre d'ail, la moutarde, le sel et le poivre dans un bol. Assécher les pilons avec du papier absorbant. À l'aide d'une brochette en métal, percez 10 à 15 trous dans la peau de chaque pilon. Frotter avec de l'huile et saupoudrer uniformément du mélange d'épices.

3. Disposer les pilons dans le moule perforé du four à friteuse à air, espacés uniformément, en alternant les extrémités. Faire frire à l'air jusqu'à ce que le poulet soit croustillant et enregistre 195 ºF (91 ºC), 22 à 25 minutes, en retournant le poulet à mi-cuisson.

4. Transférer le poulet dans un plat de service, recouvrir lâchement de papier d'aluminium et laisser reposer 5 minutes. Saupoudrer d'échalote et servir.

Poulet Cordon Bleu Croustillant

Temps de préparation : 15 minutes | Temps de cuisson : 13 à 15 minutes | Pour 4 personnes

4 filets de poitrine de poulet

¼ tasse de jambon haché

$^1/_3$ tasse de fromage suisse ou gruyère râpé

¼ tasse de farine

Pincée de sel

Poivre noir fraîchement moulu, au goût

½ cuillère à café de marjolaine séchée

1 oeuf

1 tasse de chapelure panko

Huile d'olive pour brumisation

1. Réglez la température du four de la friteuse à air à 380 °F (193 °C). Appuyez sur Start pour commencer le préchauffage.

2. Déposez les filets de blanc de poulet sur un plan de travail et pressez-les délicatement avec la paume de la main pour les rendre un peu plus fins. Ne déchirez pas la viande.

3. Dans un petit bol, mélanger le jambon et le fromage. Répartir ce mélange sur les filets de poulet. Enroulez le

poulet autour de la garniture pour l'enfermer, en utilisant des cure-dents pour maintenir le poulet ensemble.

4. Dans un bol peu profond, mélanger la farine, le sel, le poivre et la marjolaine. Dans un autre bol, battre l'oeuf. Répartir la chapelure sur une assiette.

5. Tremper le poulet dans le mélange de farine, puis dans l'œuf, puis dans la chapelure pour bien l'enrober.

6. Mettez le poulet dans la poêle perforée du four à friteuse et vaporisez-le d'huile d'olive.

7. Cuire au four de 13 à 15 minutes ou jusqu'à ce que le poulet soit bien cuit à 165 ºF (74 ºC). Retirez délicatement les cure-dents et servez.

Trempette aux artichauts et aux épinards

Temps de préparation : 10 minutes | Temps de cuisson : 10 minutes | Donne 3 tasses

1 boîte (14 onces / 397 g) de cœurs d'artichauts emballés dans de l'eau, égouttés et hachés

1 paquet (10 onces / 284 g) d'épinards surgelés, décongelés et égouttés

1 cuillère à café d'ail haché

2 cuillères à soupe de mayonnaise

¼ tasse de yogourt grec nature sans gras

¼ tasse de fromage Mozzarella partiellement écrémé râpé

¼ tasse de parmesan râpé

¼ cuillère à café de poivre noir fraîchement moulu

Aérosol de cuisson

1. Réglez la température du four de la friteuse à air à 360 °F (182 °C). Appuyez sur Start pour commencer le préchauffage.

2. Enveloppez les cœurs d'artichauts et les épinards dans une serviette en papier et essorez tout excès de liquide, puis transférez les légumes dans un grand bol.

3. Ajouter l'ail haché, la mayonnaise, le yogourt grec nature, la mozzarella, le parmesan et le poivre noir dans le grand bol, en remuant bien pour combiner.

4. Vaporiser un plat allant au four avec un aérosol de cuisson, puis transférer le mélange de trempette dans le plat et faire frire à l'air pendant 10 minutes.

5. Retirer la trempette et laisser refroidir dans le moule sur une grille pendant 10 minutes avant de servir.

Dattes enveloppées de bacon

Temps de préparation : 10 minutes | Temps de cuisson : 10 à 14 minutes | Pour 6 personnes

12 dattes dénoyautées

6 tranches de bacon de haute qualité, coupées en deux

Aérosol de cuisson

1. Réglez la température du four de la friteuse à air à 360 °F (182 °C). Appuyez sur Start pour commencer le préchauffage.

2. Envelopper chaque datte d'une demi-tranche de bacon et fixer avec un cure-dent.

3. Vaporisez la poêle perforée de la friteuse avec un aérosol de cuisson, puis placez 6 dattes enveloppées de bacon dans la poêle perforée et faites cuire pendant 5 à 7 minutes ou jusqu'à ce que le bacon soit croustillant. Répétez ce processus avec les dates restantes.

4. Retirer les dattes et laisser refroidir sur une grille pendant 5 minutes avant de servir.

Crevettes enrobées de bacon et jalapeño

Temps de préparation : 20 minutes | Temps de cuisson : 26 minutes | Pour 8 personnes

24 grosses crevettes, décortiquées et déveinées, environ ¾ livre (340 g)

5 cuillères à soupe de sauce barbecue, divisée

12 tranches de bacon, coupées en deux

24 petites tranches de jalapeños marinés

1. Mélanger les crevettes et 3 cuillères à soupe de sauce barbecue. Laisser reposer 15 minutes. Faire tremper 24 cure-dents en bois dans l'eau pendant 10 minutes. Enroulez 1 morceau de bacon autour de la tranche de crevettes et de jalapeño, puis fixez-le avec un cure-dent.

2. Réglez la température du four de la friteuse à air à 350 °F (177 °C). Appuyez sur Start pour commencer le préchauffage.

3. En travaillant par lots, placez la moitié des crevettes dans la poêle perforée de la friteuse à air, en les espaçant de ½ pouce. Frire à l'air pendant 10 minutes. Retourner les crevettes avec des pinces et faire frire à l'air pendant 3 minutes de plus, ou jusqu'à ce que le bacon soit doré et que les crevettes soient bien cuites.

4. Badigeonner du reste de sauce barbecue et servir.

Ricotta au four

Temps de préparation : 10 minutes | Temps de cuisson : 15 minutes | Donne 2 tasses

1 contenant (15 onces / 425 g) de fromage Ricotta au lait entier

3 cuillères à soupe de parmesan râpé, divisé

2 cuillères à soupe d'huile d'olive extra vierge

1 cuillère à café de feuilles de thym frais hachées

1 cuillère à café de zeste de citron râpé

1 gousse d'ail écrasée au pressoir

¼ cuillère à café de sel

¼ cuillère à café de poivre

Tranches de baguette grillées ou craquelins, pour servir

1. Réglez la température du four de la friteuse à air à 380 °F (193 °C). Appuyez sur Start pour commencer le préchauffage.

2. Pour faire entrer et sortir le plat de cuisson du four de la friteuse à air, créez une élingue en utilisant une longueur de papier d'aluminium de 24 pouces, pliée en trois dans le sens de la longueur.

3. Fouettez ensemble la ricotta, 2 cuillères à soupe de parmesan, l'huile, le thym, le zeste de citron, l'ail, le sel

et le poivre. Verser dans un plat allant au four. Couvrir le plat hermétiquement avec du papier d'aluminium.

4. Placez la sangle sous le plat et soulevez-la par les extrémités dans le four de la friteuse à air, en repliant les extrémités de la sangle autour du plat. Cuire au four pendant 10 minutes. Retirez le papier d'aluminium et saupoudrez avec la cuillère à soupe restante de parmesan. Faire frire à l'air pendant 5 minutes de plus, ou jusqu'à ce que les bords bouillonnent et que le dessus soit doré.

5. Servir chaud avec des tranches de baguette grillées ou des craquelins.

Côtes de porc au barbecue

Temps de préparation : 5 minutes | Temps de cuisson : 35 minutes | Pour 2

1 cuillère à soupe de sel casher

1 cuillère à soupe de cassonade foncée

1 cuillère à soupe de paprika doux

1 cuillère à café d'ail en poudre

1 cuillère à café de poudre d'oignon

1 cuillère à café d'assaisonnement pour volaille

½ cuillère à café de moutarde en poudre

½ cuillère à café de poivre noir fraîchement moulu

2¼ livres (1 kg) de côtes levées de porc à la Saint-Louis, coupées individuellement

1. Réglez la température du four de la friteuse à air à 350 °F (177 °C). Appuyez sur Start pour commencer le préchauffage.

2. Dans un grand bol, fouetter ensemble le sel, la cassonade, le paprika, la poudre d'ail, la poudre d'oignon, l'assaisonnement pour volaille, la poudre de moutarde et le poivre. Ajouter les côtes et mélanger. Frotter les assaisonnements avec les mains jusqu'à ce qu'ils soient complètement enrobés.

3. Disposez les côtes dans la poêle perforée du four à friteuse à air, debout sur leurs extrémités et appuyées contre la paroi de la poêle perforée et les unes contre les autres. Rôtir pendant 35 minutes ou jusqu'à ce que les côtes soient tendres à l'intérieur et dorées et croustillantes à l'extérieur. Transférer les côtes levées dans des assiettes et servir chaud.

Coeurs d'artichauts panés

Temps de préparation : 5 minutes | Temps de cuisson : 8 minutes | Pour 14 personnes

14 cœurs d'artichauts entiers, emballés dans de l'eau

1 oeuf

½ tasse de farine tout usage

$^1/_3$ tasse de chapelure panko

1 cuillère à café d'assaisonnement italien

Aérosol de cuisson

1. Réglez la température du four de la friteuse à air à 380ºF (193ºC)

2. Pressez l'excès d'eau des cœurs d'artichauts et placez-les sur du papier absorbant pour les faire sécher.

3. Dans un petit bol, battre l'œuf. Dans un autre petit bol, mettre la farine. Dans un troisième petit bol, mélanger la chapelure et l'assaisonnement italien, et remuer.

4. Vaporisez la poêle perforée du four de la friteuse à air avec un aérosol de cuisson.

5. Tremper les cœurs d'artichauts dans la farine, puis l'œuf, puis le mélange de chapelure.

6. Placer les cœurs d'artichauts panés dans le four de la friteuse à air. Vaporisez-les d'un aérosol de cuisson. Faire frire à l'air pendant 8 minutes ou jusqu'à ce que les cœurs d'artichaut soient dorés et croustillants, en les retournant une fois à mi-cuisson.

7. Laisser refroidir 5 minutes avant de servir.

Bruschetta au pesto de basilic

Temps de préparation : 10 minutes | Temps de cuisson : 5 à 11 minutes | Pour 4 personnes

8 tranches de pain français, ½ pouce d'épaisseur

2 cuillères à soupe de beurre ramolli

1 tasse de fromage Mozzarella râpé

½ tasse de pesto au basilic

1 tasse de tomates raisins hachées

2 oignons verts, tranchés finement

1. Réglez la température du four de la friteuse à air à 350 °F (177 °C). Appuyez sur Start pour commencer le préchauffage.

2. Étalez le pain avec le beurre et placez-le côté beurre vers le haut dans la poêle perforée du four à friteuse. Cuire au four de 3 à 5 minutes ou jusqu'à ce que le pain soit légèrement doré.

3. Retirer le pain du moule perforé et garnir chaque morceau d'un peu de fromage. Remettre dans le moule perforé en 2 fournées et cuire de 1 à 3 minutes, ou jusqu'à ce que le fromage fonde.

4. Pendant ce temps, mélanger le pesto, les tomates et les oignons verts dans un petit bol.

5. Lorsque le fromage est fondu, retirez le pain du four de la friteuse à air et placez-le sur une assiette de service. Garnir chaque tranche d'une partie du mélange de pesto et servir.

Chou-fleur Buffalo avec trempette aigre

Temps de préparation : 10 minutes | Temps de cuisson : 10 à 14 minutes | Pour 6 personnes

1 gros chou-fleur, séparé en petits bouquets

1 cuillère à soupe d'huile d'olive

½ cuillère à café d'ail en poudre

$^1/_3$ tasse de sauce pour aile piquante à faible teneur en sodium, divisée

$^2/_3$ tasse de yogourt grec sans gras

½ cuillères à café de sauce Tabasco

1 branche de céleri, hachée

1 cuillère à soupe de fromage bleu émietté

1. Réglez la température du four de la friteuse à air à 380 °F (193 °C). Appuyez sur Start pour commencer le préchauffage.

2. Dans un grand bol, mélanger les bouquets de chou-fleur avec l'huile d'olive. Saupoudrer de poudre d'ail et mélanger à nouveau pour enrober. Mettez la moitié du chou-fleur dans la poêle perforée du four à friteuse. Faire frire à l'air pendant 5 à 7 minutes, ou jusqu'à ce que le chou-fleur soit doré, en secouant la poêle perforée une fois pendant la cuisson.

3. Transférer dans un bol de service et mélanger avec la moitié de la sauce pour ailes. Répéter avec le reste de sauce au chou-fleur et aux ailes.

4. Dans un petit bol, mélanger le yogourt, la sauce Tabasco, le céleri et le fromage bleu. Servir le chou-fleur avec la trempette.

Croustilles de courgettes cajuns

Temps de préparation : 5 minutes | Temps de cuisson : 15 à 16 minutes | Pour 4 personnes

2 grosses courgettes, coupées en tranches de ⅛ po d'épaisseur

2 cuillères à café d'assaisonnement cajun

Aérosol de cuisson

1. Réglez la température du four de la friteuse à air à 370 °F (188 °C). Appuyez sur Start pour commencer le préchauffage.

2. Vaporisez légèrement la poêle perforée du four à friteuse avec un aérosol de cuisson.

3. Mettez les tranches de courgettes dans un bol moyen et vaporisez-les généreusement avec un aérosol de cuisson.

4. Saupoudrer l'assaisonnement cajun sur les courgettes et remuer pour s'assurer qu'elles sont uniformément enrobées d'huile et d'assaisonnement.

5. Placez les tranches en une seule couche dans la poêle perforée de la friteuse à air, en veillant à ne pas surcharger. Vous devrez les cuire en plusieurs fois.

6. Frire à l'air pendant 8 minutes. Retournez les tranches et faites-les frire pendant 7 à 8 minutes

supplémentaires, ou jusqu'à ce qu'elles soient aussi croustillantes et brunes que vous préférez.

7. Sers immédiatement.

Mélange de noix de cayenne et de sésame

Temps de préparation : 10 minutes | Temps de cuisson : 2 minutes | Donne 4 tasses

1 cuillère à soupe de beurre à tartiner, fondu

2 cuillères à café de miel

¼ cuillère à café de poivre de Cayenne

2 cuillères à café de graines de sésame

¼ cuillère à café de sel casher

¼ cuillère à café de poivre noir fraîchement moulu

1 tasse Noix de Cajou

1 tasse d'amandes

1 tasse de mini bretzels

1 tasse de céréales de carrés de riz

Aérosol de cuisson

1. Réglez la température du four de la friteuse à air à 360 °F (182 °C). Appuyez sur Start pour commencer le préchauffage.

2. Dans un grand bol, mélanger la tartinade au beurre, le miel, le poivre de Cayenne, les graines de sésame, le sel kasher et le poivre noir, puis ajouter les noix de cajou, les amandes, les bretzels et les carrés de riz, en remuant pour enrober.

3. Vaporiser un plat allant au four avec un aérosol de cuisson, puis verser le mélange dans le moule et cuire au four pendant 2 minutes.

4. Retirer le mélange de sésame et laisser refroidir dans le moule sur une grille pendant 5 minutes avant de servir.

Roulés aux pommes au fromage

Temps de préparation : 5 minutes | Temps de cuisson : 4 à 5 minutes | Donne 8 roulés

8 tranches de pain de mie complet

4 onces (113 g) de fromage Colby Jack, râpé

½ petite pomme, hachée

2 cuillères à soupe de beurre, fondu

1. Réglez la température du four de la friteuse à air à 390 °F (199 °C). Appuyez sur Start pour commencer le préchauffage.

2. Retirer les croûtes du pain et aplatir les tranches avec un rouleau à pâtisserie. Ne sois pas gentil. Appuyez fort pour que le pain soit très fin.

3. Garnir les tranches de pain de fromage et de pommes hachées, en répartissant les ingrédients uniformément.

4. Rouler chaque tranche serrée et fixer chacune avec un ou deux cure-dents.

5. Badigeonner l'extérieur des rouleaux de beurre fondu.

6. Placer dans la poêle perforée du four à friteuse et faire frire à l'air pendant 4 à 5 minutes, ou jusqu'à ce que l'extérieur soit croustillant et bien doré.

7. Servir chaud.

Bruschetta aux pommes de terre rissolées et au fromage

Temps de préparation : 5 minutes | Temps de cuisson : 6 à 8 minutes | Pour 4 personnes

4 galettes de pommes de terre rissolées surgelées

1 cuillère à soupe d'huile d'olive

$^1/_3$ tasse de tomates cerises hachées

3 cuillères à soupe de mozzarella fraîche coupée en dés

2 cuillères à soupe de parmesan râpé

1 cuillère à soupe de vinaigre balsamique

1 cuillère à soupe de basilic frais haché

1. Réglez la température du four de la friteuse à air à 400 °F (204 °C). Appuyez sur Start pour commencer le préchauffage.

2. Placez les galettes de pommes de terre rissolées dans le four de la friteuse à air en une seule couche. Faire frire à l'air pendant 6 à 8 minutes, ou jusqu'à ce que les pommes de terre soient croustillantes, chaudes et dorées.

3. Pendant ce temps, mélanger l'huile d'olive, les tomates, la mozzarella, le parmesan, le vinaigre et le basilic dans un petit bol.

4. Lorsque les pommes de terre sont cuites, les retirer délicatement du moule perforé et les disposer sur une assiette de service. Garnir du mélange de tomates et servir.

Poppers au fromage Jalapeño

Temps de préparation : 5 minutes | Temps de cuisson : 10 minutes | Pour 4 personnes

8 piments jalapeños

½ tasse de fromage à la crème fouetté

¼ tasse de fromage cheddar râpé

1. Réglez la température du four de la friteuse à air à 360 °F (182 °C). Appuyez sur Start pour commencer le préchauffage.

2. À l'aide d'un couteau à éplucher, coupez soigneusement les pointes de jalapeño, puis retirez les côtes et les graines. Mettre de côté.

3. Dans un bol moyen, mélanger le fromage à la crème fouetté et le fromage Cheddar râpé. Placez le mélange dans un sac en plastique refermable et, à l'aide d'une paire de ciseaux, coupez un coin du sac. Pressez doucement un peu de mélange de fromage à la crème dans chaque poivron jusqu'à ce qu'il soit presque plein.

4. Placez un morceau de papier sulfurisé au fond de la poêle perforée de la friteuse à air et placez les poppers dessus, en les répartissant uniformément. Frire à l'air pendant 10 minutes.

5. Laissez les poppers refroidir dans la friteuse à air pendant 5 à 10 minutes avant de servir.

Frites de steak au fromage

Temps de préparation : 5 minutes | Temps de cuisson : 20 minutes | Pour 5 personnes

1 sac (28 onces / 794 g) de steak frites surgelées

Aérosol de cuisson

Sel et poivre au goût

½ tasse de sauce au boeuf

1 tasse de fromage Mozzarella râpé

2 oignons verts, parties vertes seulement, hachés

1. Réglez la température du four de la friteuse à air à 400 °F (204 °C). Appuyez sur Start pour commencer le préchauffage.

2. Placez les frites de steak congelées dans le four de la friteuse à air. Frire à l'air pendant 10 minutes. Secouez la poêle perforée et vaporisez les frites d'un aérosol de cuisson. Saupoudrez de sel et de poivre. Frire à l'air pendant 8 minutes supplémentaires.

3. Verser la sauce au bœuf dans un bol moyen allant au micro-ondes. Cuire au micro-ondes pendant 30 secondes ou jusqu'à ce que la sauce soit chaude.

4. Saupoudrer les frites avec le fromage. Frire à l'air pendant 2 minutes supplémentaires, jusqu'à ce que le fromage soit fondu.

5. Transférer les frites dans un plat de service. Arroser les frites de sauce et saupoudrer les oignons verts sur le dessus pour une garniture verte. Servez.

Champignons farcis au fromage

Temps de préparation : 10 minutes | Temps de cuisson : 8 à 12 minutes | Pour 4 personnes

16 champignons de Paris moyens, rincés et épongés

$^1/_3$ tasse de salsa faible en sodium

3 gousses d'ail, hachées

1 oignon moyen, haché finement

1 piment jalapeño, émincé

⅛ cuillère à café de poivre de Cayenne

3 cuillères à soupe de fromage Pepper Jack râpé

2 cuillères à café d'huile d'olive

1. Réglez la température du four de la friteuse à air à 350 °F (177 °C). Appuyez sur Start pour commencer le préchauffage.

2. Retirez les pieds des champignons et hachez-les finement en réservant les chapeaux entiers.

3. Dans un bol moyen, mélanger la salsa, l'ail, l'oignon, le jalapeño, le poivre de Cayenne et le fromage Pepper Jack. Incorporer les pieds de champignons hachés.

4. Farcir ce mélange dans les têtes de champignons, en tassant la garniture. Verser l'huile d'olive sur les champignons. Faites frire les champignons à l'air dans la poêle perforée du four à friteuse pendant 8 à 12 minutes, ou jusqu'à ce que la garniture soit chaude et que les champignons soient tendres.

5. Sers immédiatement.

Crevettes en croûte de noix de coco

Temps de préparation : 10 minutes | Temps de cuisson : 4 minutes | Pour 2 à 4 personnes

½ livre (227 g) de crevettes moyennes, décortiquées et déveinées (queues intactes)

1 tasse de lait de coco en conserve

Le zeste finement râpé de 1 citron vert

Sel casher, au goût

½ tasse de chapelure panko

½ tasse de noix de coco râpée non sucrée

Poivre noir fraîchement moulu, au goût

Aérosol de cuisson

1 petit ou ½ concombre moyen, coupé en deux et épépiné

1 tasse de yaourt à la noix de coco

1 piment serrano, épépiné et émincé

1. Réglez la température du four de la friteuse à air à 400 °F (204 °C). Appuyez sur Start pour commencer le préchauffage.

2. Dans un bol, mélanger les crevettes, le lait de coco, le zeste de citron vert et ½ cuillère à café de sel kasher. Laissez reposer les crevettes pendant 10 minutes.

3. Pendant ce temps, dans un autre bol, mélanger la chapelure et la noix de coco râpée et assaisonner de sel et de poivre.

4. Quelques-unes à la fois, ajouter les crevettes au mélange de chapelure et remuer pour bien les enrober. Transférer les crevettes sur une grille posée sur une plaque à pâtisserie. Vaporiser les crevettes partout avec un aérosol de cuisson.

5. Transférez les crevettes dans le four de la friteuse à air et faites-les frire pendant 4 minutes, ou jusqu'à ce qu'elles soient dorées et bien cuites. Transférer les crevettes dans un plat de service et assaisonner avec plus de sel.

6. Râpez le concombre dans un petit bol. Incorporer le yogourt à la noix de coco et le piment et assaisonner de sel et de poivre. Servir avec les crevettes pendant qu'elles sont chaudes.

Trempette crémeuse aux épinards et au brocoli

Temps de préparation : 10 minutes | Temps de cuisson : 9 à 14 minutes | Pour 4 personnes

½ tasse de yogourt grec faible en gras

¼ tasse de fromage à la crème sans gras

½ tasse de brocoli haché surgelé, décongelé et égoutté

½ tasse d'épinards hachés surgelés, décongelés et égouttés

$1/3$ tasse de poivron rouge haché

1 gousse d'ail, hachée

½ cuillère à café d'origan séché

2 cuillères à soupe de parmesan râpé à faible teneur en sodium

1. Réglez la température du four de la friteuse à air à 340 °F (171 °C). Appuyez sur Start pour commencer le préchauffage.

2. Dans un bol moyen, mélanger le yogourt et le fromage à la crème jusqu'à ce qu'ils soient bien combinés.

3. Incorporer le brocoli, les épinards, le poivron rouge, l'ail et l'origan. Transférer dans un plat allant au four. Saupoudrer de parmesan.

4. Placez la casserole dans le four de la friteuse à air. Cuire au four de 9 à 14 minutes ou jusqu'à ce que la

trempette bouillonne et que le dessus commence à dorer.

5. Sers immédiatement.

Chips de pomme croustillantes

Temps de préparation : 5 minutes | Temps de cuisson : 25 à 35 minutes | Pour 1

1 pomme Honeycrisp ou Pink Lady

1. Réglez la température du four de la friteuse à air à 300 °F (149 °C). Appuyez sur Start pour commencer le préchauffage.

2. Évider la pomme avec un vide-pomme, en laissant la pomme entière. Couper la pomme en tranches de ⅛ de pouce d'épaisseur.

3. Disposez les tranches de pommes dans le moule perforé en les décalant au maximum. Faire frire à l'air pendant 25 à 35 minutes, ou jusqu'à ce que les frites soient sèches et que certaines soient légèrement dorées, en les retournant 4 fois avec des pinces pour les séparer et les faire pivoter de haut en bas.

4. Placer les frites en une seule couche sur une grille pour refroidir. Les pommes deviendront plus croustillantes en refroidissant.

5. Sers immédiatement.

Cubes de boeuf panés croustillants

Temps de préparation : 10 minutes | Temps de cuisson : 12 à 16 minutes | Pour 4 personnes

1 livre (454 g) de pointe de surlonge, coupée en cubes de 1 pouce

1 tasse de sauce pour pâtes au fromage

1½ tasse de chapelure molle

2 cuillères à soupe d'huile d'olive

½ cuillère à café de marjolaine séchée

1. Réglez la température du four de la friteuse à air à 360 °F (182 °C). Appuyez sur Start pour commencer le préchauffage.

2. Dans un bol moyen, mélanger le bœuf avec la sauce pour pâtes pour bien l'enrober.

3. Dans un bol peu profond, combiner la chapelure, l'huile et la marjolaine et bien mélanger. Déposer les cubes de bœuf, un à la fois, dans le mélange de chapelure pour bien les enrober.

4. Faites frire le bœuf à l'air en deux lots pendant 6 à 8 minutes, en secouant la poêle perforée une fois pendant le temps de cuisson, jusqu'à ce que le bœuf atteigne au moins 145 °F (63 °C) et que l'extérieur soit croustillant et brun.

5. Servir chaud.

Chips de cornichons croustillants à l'aneth cajun

Temps de préparation : 5 minutes | Temps de cuisson : 10 minutes | Donne 16 tranches

¼ tasse de farine tout usage

½ tasse de chapelure panko

1 gros oeuf, battu

2 cuillères à café d'assaisonnement cajun

2 gros cornichons à l'aneth, coupés en 8 rondelles chacun

Aérosol de cuisson

1. Réglez la température du four de la friteuse à air à 390 °F (199 °C). Appuyez sur Start pour commencer le préchauffage.

2. Placez la farine tout usage, la chapelure panko et l'œuf dans 3 bols peu profonds séparés, puis mélangez l'assaisonnement cajun à la farine.

3. Tremper chaque pépite de cornichon dans le mélange de farine, puis l'œuf et enfin la chapelure. Secouez tout excès, puis placez chaque pépite de cornichon enrobée sur une assiette.

4. Vaporisez la poêle perforée du four à friteuse avec un aérosol de cuisson, puis placez 8 chips de cornichon dans la poêle perforée et faites-les frire pendant 5 minutes, ou jusqu'à ce qu'elles soient croustillantes et dorées. Répétez ce processus avec les copeaux de cornichon restants.

5. Retirer les frites et laisser légèrement refroidir sur une grille avant de servir.

Bâtonnets de mozzarella croustillants

Temps de préparation : 5 minutes | Temps de cuisson : 6 à 7 minutes | Pour 4 à 8 personnes

1 oeuf

1 cuillère à soupe d'eau

8 roulés aux œufs

8 « bâtonnets » de fromage à la mozzarella

1. Réglez la température du four de la friteuse à air à 390 °F (199 °C). Appuyez sur Start pour commencer le préchauffage.

2. Battre ensemble l'œuf et l'eau dans un petit bol.

3. Étalez les roulés aux œufs et humidifiez les bords avec la dorure à l'œuf.

4. Placer un morceau de fromage en ficelle sur chaque wrap près d'une extrémité.

5. Replier les côtés de la pellicule de rouleau aux œufs sur les extrémités du fromage, puis rouler.

6. Badigeonnez l'extérieur du wrap avec de la dorure à l'œuf et pressez doucement pour bien sceller.

7. Placer dans la poêle perforée du four à friteuse en une seule couche et faire frire à l'air pendant 5 minutes. Faire frire à l'air pendant 1 ou 2 minutes

supplémentaires, si nécessaire, ou jusqu'à ce qu'ils soient dorés et croustillants.

8. Sers immédiatement.

Triangles croustillants aux artichauts phyllo

Temps de préparation : 15 minutes | Temps de cuisson : 9 à 12 minutes | Donne 18 triangles

¼ tasse de fromage ricotta

1 blanc d'oeuf

$^1/_3$ tasse de cœurs d'artichauts émincés et égouttés

3 cuillères à soupe de fromage Mozzarella râpé

½ cuillère à café de thym séché

6 feuilles de pâte phyllo surgelée, décongelées

2 cuillères à soupe de beurre fondu

1. Réglez la température du four de la friteuse à air à 400 °F (204 °C). Appuyez sur Start pour commencer le préchauffage.

2. Dans un petit bol, combiner le fromage Ricotta, le blanc d'œuf, les cœurs d'artichaut, la mozzarella et le thym, et bien mélanger.

3. Couvrez la pâte phyllo avec un torchon humide pendant que vous travaillez pour qu'elle ne sèche pas. Placer une feuille à la fois sur le plan de travail et couper en trois dans le sens de la longueur.

4. Mettez environ 1½ cuillères à café de garniture sur chaque bande à la base. Pliez la pointe inférieure droite

de la pâte phyllo sur la garniture pour rejoindre l'autre côté en triangle, puis continuez à plier en triangle. Badigeonnez chaque triangle de beurre pour sceller les bords. Répéter avec le reste de la pâte phyllo et de la garniture.

5. Placer les triangles dans le moule perforé du four de la friteuse à air. Cuire au four, 6 à la fois, environ 3 à 4 minutes, ou jusqu'à ce que la pâte phyllo soit dorée et croustillante.

6. Servir chaud.

Asperges croustillantes enrobées de prosciutto

Temps de préparation : 5 minutes | Temps de cuisson : 16 à 24 minutes | Pour 6 personnes

12 pointes d'asperges, extrémités ligneuses coupées

24 morceaux de prosciutto tranché finement

Aérosol de cuisson

1. Réglez la température du four de la friteuse à air à 360 °F (182 °C). Appuyez sur Start pour commencer le préchauffage.

2. Enveloppez chaque pointe d'asperge avec 2 tranches de prosciutto, puis répétez ce processus avec les asperges et le prosciutto restants.

3. Vaporisez la poêle perforée du four à friteuse avec un aérosol de cuisson, puis placez 2 à 3 bottes dans la poêle perforée et faites-les frire pendant 4 minutes. Répétez ce processus avec les bottes d'asperges restantes.

4. Retirer les fagots et laisser refroidir sur une grille pendant 5 minutes avant de servir.

Pois chiches croustillants aux épices

Temps de préparation : 5 minutes | Temps de cuisson : 6 à 12 minutes | Donne 1½ tasse

1 boîte (15 onces / 425 g) de pois chiches, rincés et séchés avec du papier absorbant

1 cuillère à soupe d'huile d'olive

½ cuillère à café de romarin séché

½ cuillère à café de persil séché

½ cuillère à café de ciboulette séchée

¼ cuillère à café de moutarde en poudre

¼ cuillère à café de paprika doux

¼ cuillère à café de poivre de Cayenne

Sel casher et poivre noir fraîchement moulu, au goût

1. Réglez la température du four de la friteuse à air à 350 °F (177 °C). Appuyez sur Start pour commencer le préchauffage.

2. Dans un grand bol, mélanger tous les ingrédients, à l'exception du sel kasher et du poivre noir, et mélanger jusqu'à ce que les pois chiches soient uniformément enrobés d'herbes et d'épices.

3. Grattez les pois chiches et les assaisonnements dans le four de la friteuse à air et faites-les frire pendant 6 à 12 minutes, ou jusqu'à ce qu'ils soient dorés et croustillants, en secouant la poêle perforée à mi-parcours.

4. Transférer les pois chiches croustillants dans un bol, saupoudrer de sel kasher et de poivre noir et servir chaud.

Croustilles de tortilla rapides et faciles

Temps de préparation : 5 minutes | Temps de cuisson : 3 minutes | Pour 2

8 tortillas de maïs

1 cuillère à soupe d'huile d'olive

Sel, au goût

1. Réglez la température du four de la friteuse à air à 390 °F (199 °C). Appuyez sur Start pour commencer le préchauffage.

2. Couper les tortillas de maïs en triangles. Nappez d'un léger filet d'huile d'olive.

3. Mettez les morceaux de tortilla dans la poêle perforée du four à friture et faites-les frire pendant 3 minutes. Vous devrez peut-être le faire par lots.

4. Assaisonner de sel avant de servir.

Croustilles de pita aux fines herbes

Temps de préparation : 5 minutes | Temps de cuisson : 5 à 6 minutes | Pour 4 personnes

¼ cuillère à café de basilic séché

¼ cuillère à café de marjolaine

¼ cuillère à café d'origan moulu

¼ cuillère à café d'ail en poudre

¼ cuillère à café de thym moulu

¼ cuillère à café de sel

2 pitas entiers de 6 pouces, grains entiers ou blancs

Aérosol de cuisson

1. Réglez la température du four de la friteuse à air à 330 °F (166 °C). Appuyez sur Start pour commencer le préchauffage.

2. Mélanger tous les assaisonnements ensemble.

3. Couper chaque demi-pita en 4 quartiers. Séparez les coins au niveau du pli.

4. Vaporiser un côté des quartiers de pita avec de l'huile. Saupoudrer de la moitié du mélange d'assaisonnement.

5. Retourner les pointes de pita, vaporiser l'autre côté d'huile et saupoudrer du reste des assaisonnements.

6. Placer les pointes de pita dans le moule perforé du four à friteuse et cuire au four pendant 2 minutes.

7. Secouez le moule perforé et faites cuire 2 minutes de plus. Secouez à nouveau et, si nécessaire, faites cuire pendant 1 ou 2 minutes de plus, ou jusqu'à ce qu'ils soient croustillants. Surveillez bien car à ce stade ils vont cuire très rapidement.

8. Servir chaud.

Ailes de poulet sriracha au miel

Temps de préparation : 5 minutes | Temps de cuisson : 30 minutes | Pour 4 personnes

1 cuillère à soupe de sauce piquante Sriracha

1 cuillère à soupe de miel

1 gousse d'ail, hachée

½ cuillère à café de sel casher

16 ailes de poulet et pilons

Aérosol de cuisson

1. Réglez la température du four de la friteuse à air à 360 °F (182 °C). Appuyez sur Start pour commencer le préchauffage.

2. Dans un grand bol, fouetter ensemble la sauce piquante Sriracha, le miel, l'ail haché et le sel casher, puis ajouter le poulet et mélanger pour enrober.

3. Vaporisez la poêle perforée de la friteuse avec un aérosol de cuisson, puis placez 8 ailes dans la poêle perforée et faites-les frire pendant 15 minutes, en les retournant à mi-cuisson. Répétez ce processus avec les ailes restantes.

4. Retirer les ailes et laisser refroidir sur une grille pendant 10 minutes avant de servir.

Pilons de poulet citronnés

Temps de préparation : 5 minutes | Temps de cuisson : 30 minutes | Pour 2

2 cuillères à café de poivre noir grossier fraîchement moulu

1 cuillère à café de levure chimique

½ cuillère à café d'ail en poudre

4 pilons de poulet (4 onces / 113 g chacun)

Sel casher, au goût

1 citron

1. Dans un petit bol, mélanger le poivre, la poudre à pâte et la poudre d'ail. Placer les pilons sur une assiette et saupoudrer uniformément du mélange de levure chimique en retournant les pilons pour qu'ils soient bien enrobés. Laissez les pilons reposer au réfrigérateur pendant au moins 1 heure ou jusqu'à une nuit.

2. Réglez la température du four de la friteuse à air à 375 °F (191 °C). Appuyez sur Start pour commencer le préchauffage.

3. Saupoudrez les pilons de sel, puis transférez-les dans le plat perforé du four de la friteuse à air.

4. Faire frire à l'air pendant 30 minutes, ou jusqu'à ce qu'ils soient bien cuits et croustillants à l'extérieur.

5. Transférer les pilons dans un plat de service et râper finement le zeste du citron dessus pendant qu'ils sont chauds. Couper le citron en quartiers et servir avec les pilons chauds.

Endives citronnées au yaourt au curry

Temps de préparation : 5 minutes | Temps de cuisson : 10 minutes | Pour 6 personnes

6 têtes d'endives

½ tasse de yogourt nature et sans gras

3 cuillères à soupe de jus de citron

1 cuillère à café d'ail en poudre

½ cuillère à café de poudre de curry

Sel et poivre noir moulu, au goût

1. Lavez les endives et coupez-les en deux dans le sens de la longueur.

2. Dans un bol, mélanger le yaourt, le jus de citron, la poudre d'ail, la poudre de curry, le sel et le poivre.

3. Badigeonnez les moitiés d'endives avec la marinade en les enrobant complètement. Laisser reposer pendant au moins 30 minutes ou jusqu'à 24 heures.

4. Réglez la température du four de la friteuse à air à 320 °F (160 °C). Appuyez sur Start pour commencer le préchauffage.

5. Mettez les endives dans la poêle perforée du four à friteuse et faites-les frire à l'air pendant 10 minutes.

6. Servir chaud.

Croustilles de poires citronnées

Temps de préparation : 15 minutes | Temps de cuisson : 9 à 13 minutes | Pour 4 personnes

2 poires Bosc fermes, coupées transversalement en tranches de ⅛ po d'épaisseur

1 cuillère à soupe de jus de citron fraîchement pressé

½ cuillère à café de cannelle moulue

⅛ cuillère à café de cardamome moulue

1. Réglez la température du four de la friteuse à air à 380 °F (193 °C). Appuyez sur Start pour commencer le préchauffage.

2. Séparez les plus petits ronds de poire à bout de tige des plus gros ronds avec des graines. Retirer le cœur et les pépins des plus grosses tranches. Saupoudrez toutes les tranches de jus de citron, de cannelle et de cardamome.

3. Mettez les plus petites frites dans la poêle perforée du four à friteuse à air. Faites frire à l'air pendant 3 à 5 minutes, ou jusqu'à ce qu'ils soient légèrement dorés, en secouant la poêle perforée une fois pendant la cuisson. Retirer du four de la friteuse à air.

4. Répéter avec les plus grosses tranches, faire frire à l'air pendant 6 à 8 minutes, ou jusqu'à ce qu'elles soient

légèrement dorées, en secouant la poêle perforée une fois pendant la cuisson.

5. Retirez les frites du four de la friteuse à air. Refroidir et servir ou conserver dans un récipient hermétique à température ambiante jusqu'à 2 jours.

Betteraves glacées à l'érable

Temps de préparation : 5 minutes | Temps de cuisson : 51 minutes | Pour 8 personnes

3½ livres (1,5 kg) de betteraves

4 cuillères à soupe de sirop d'érable, divisé

1 cuillère à soupe d'huile de noix de coco

1. Réglez la température du four de la friteuse à air à 320 °F (160 °C). Appuyez sur Start pour commencer le préchauffage.

2. Lavez et épluchez les betteraves. Coupez-les en morceaux de 1 pouce.

3. Mettez l'huile de noix de coco dans le four de la friteuse à air et faites fondre pendant 1 minute.

4. Placer les cubes de betteraves dans la poêle perforée du four à friture et faire frire à l'air pendant 40 minutes. Enrober les betteraves de 2 cuillères à soupe de sirop d'érable et faire frire à l'air pendant encore 10 minutes, en veillant à ce que les betteraves ramollissent.

5. Mélanger les betteraves cuites avec les 2 cuillères à soupe restantes de sirop d'érable et servir immédiatement.

Arancini Mozzarella

Temps de préparation : 5 minutes | Temps de cuisson : 8 à 11 minutes | Donne 16 arancini

2 tasses de riz cuit, refroidi

2 œufs, battus

1½ tasse de chapelure panko, divisée

½ tasse de parmesan râpé

2 cuillères à soupe de basilic frais haché

Cubes de 16¾ pouces de fromage Mozzarella

2 cuillères à soupe d'huile d'olive

1. Réglez la température du four de la friteuse à air à 400 °F (204 °C). Appuyez sur Start pour commencer le préchauffage.

2. Dans un bol moyen, mélanger le riz, les œufs, ½ tasse de chapelure, le parmesan et le basilic. Façonner ce mélange en 16 boules de 1½ pouces.

3. Percez un trou dans chacune des boules avec le doigt et insérez un cube de Mozzarella. Former fermement le mélange de riz autour du fromage.

4. Dans une assiette peu profonde, combiner la 1 tasse de chapelure restante avec l'huile d'olive et bien mélanger. Rouler les boulettes de riz dans la chapelure pour les enrober.

5. Faites frire les arancini à l'air par lots pendant 8 à 11 minutes ou jusqu'à ce qu'ils soient dorés.

6. Servir chaud.

Boulettes de poulet au poivre

Temps de préparation : 5 minutes | Temps de cuisson : 13 à 20 minutes | Donne 16 boulettes de viande

2 cuillères à café d'huile d'olive

¼ tasse d'oignon haché

¼ tasse de poivron rouge haché

2 gaufrettes à la vanille, écrasées

1 blanc d'oeuf

½ cuillère à café de thym séché

½ livre (227 g) de poitrine de poulet hachée

1. Réglez la température du four de la friteuse à air à 370 °F (188 °C). Appuyez sur Start pour commencer le préchauffage.

2. Dans un plat allant au four, mélanger l'huile d'olive, l'oignon et le poivron rouge. Mettez la casserole dans le four de la friteuse à air. Frire à l'air pendant 3 à 5 minutes, ou jusqu'à ce que les légumes soient tendres.

3. Dans un bol moyen, mélanger les légumes cuits, les gaufrettes écrasées, le blanc d'œuf et le thym jusqu'à ce qu'ils soient bien combinés

4. Incorporer le poulet, doucement mais complètement, jusqu'à ce que tout soit combiné.

5. Façonnez le mélange en 16 boulettes de viande et placez-les dans la poêle perforée du four de la friteuse à air. Faire frire à l'air pendant 10 à 15 minutes, ou jusqu'à ce que les boulettes de viande atteignent une température interne de 165 ºF (74 ºC) sur un thermomètre à viande.

6. Sers immédiatement.

Porcs dans une couverture

Temps de préparation : 5 minutes | Temps de cuisson : 14 minutes | Pour 4 à 6 personnes

24 saucisses fumées cocktail

6 tranches de fromage Cheddar en tranches, chacune coupée en 8 morceaux rectangulaires

1 tube (8 onces / 227 g) de pâte à croissant réfrigérée

1. Réglez la température du four de la friteuse à air à 350 °F (177 °C). Appuyez sur Start pour commencer le préchauffage.

2. Déroulez la pâte à croissants en une grande feuille. Si la pâte à croissant a des coutures perforées, pincez ou roulez toutes les coutures perforées ensemble. Couper la grande feuille de pâte en 4 rectangles. Coupez ensuite chaque rectangle en 6 morceaux en faisant une tranche dans le sens de la longueur au milieu et 2 tranches horizontalement. Vous devez avoir 24 morceaux de pâte.

3. Faire une entaille profonde dans le sens de la longueur au centre de la saucisse cocktail. Farcir deux morceaux de fromage dans la fente de la saucisse. Rouler un morceau de pâte à croissant autour de la saucisse cocktail farcie, en laissant les extrémités de la saucisse exposées. Pincez la couture ensemble. Répéter avec les saucisses restantes.

4. Frire à l'air en 2 fois pendant 7 minutes, en plaçant les saucisses couture vers le bas dans la poêle perforée.

5. Servir chaud.

Poutine avec frites gaufrées

Temps de préparation : 10 minutes | Temps de cuisson : 15 à 17 minutes | Pour 4 personnes

2 tasses de frites gaufrées surgelées

2 cuillères à café d'huile d'olive

1 poivron rouge, haché

2 oignons verts, tranchés

1 tasse de fromage suisse râpé

½ tasse de sauce au poulet en bouteille

1. Réglez la température du four de la friteuse à air à 380 °F (193 °C). Appuyez sur Start pour commencer le préchauffage.

2. Mélanger les frites de gaufres avec l'huile d'olive et les placer dans la poêle perforée du four à friture à air. Faire frire à l'air pendant 10 à 12 minutes, ou jusqu'à ce que les frites soient croustillantes et légèrement dorées, en secouant la poêle perforée à mi-cuisson.

3. Transférer les frites dans un plat allant au four et garnir de poivron, d'oignons verts et de fromage. Faire frire à l'air pendant 3 minutes ou jusqu'à ce que les légumes soient croustillants et tendres.

4. Retirez la casserole du four de la friteuse à air et versez la sauce sur les frites. Frire à l'air pendant 2 minutes ou jusqu'à ce que la sauce soit chaude.

5. Sers immédiatement.

Croustilles de légumes racines avec sel aux herbes

Temps de préparation : 10 minutes | Temps de cuisson : 8 minutes | Pour 2

1 panais, lavé

1 petite betterave, lavée

1 petit navet, lavé

½ petite patate douce, lavée

1 cuillère à café d'huile d'olive

Aérosol de cuisson

Sel aux herbes :

¼ cuillère à café de sel casher

2 cuillères à café de persil frais haché finement

1. Réglez la température du four de la friteuse à air à 360 °F (182 °C). Appuyez sur Start pour commencer le préchauffage.

2. Éplucher et trancher finement le panais, la betterave, le navet et la patate douce, puis placer les légumes dans un grand bol, ajouter l'huile d'olive et mélanger.

3. Vaporisez la poêle perforée de la friteuse à air avec un aérosol de cuisson, puis placez les légumes dans la

poêle perforée et faites-les frire pendant 8 minutes, en secouant doucement la poêle perforée à mi-parcours.

4. Pendant la cuisson des frites, préparez le sel aux herbes dans un petit bol en mélangeant le sel kasher et le persil.

5. Retirez les frites et placez-les sur une assiette de service, puis saupoudrez le dessus de sel aux herbes et laissez refroidir 2 à 3 minutes avant de servir.

Noix de cajou au four au romarin

Temps de préparation : 5 minutes | Temps de cuisson : 3 minutes | Donne 2 tasses

2 brins de romarin frais (1 haché et 1 entier)

1 cuillère à café d'huile d'olive

1 cuillère à café de sel casher

½ cuillère à café de miel

2 tasses de noix de cajou entières grillées et non salées

Aérosol de cuisson

1. Réglez la température du four de la friteuse à air à 300 °F (149 °C). Appuyez sur Start pour commencer le préchauffage.

2. Dans un bol moyen, fouetter ensemble le romarin haché, l'huile d'olive, le sel kasher et le miel. Mettre de côté.

3. Vaporisez la poêle perforée de la friteuse à air avec un aérosol de cuisson, puis placez les noix de cajou et la branche de romarin entière dans la poêle perforée et faites cuire pendant 3 minutes.

4. Retirer les noix de cajou et le romarin, puis jeter le romarin et ajouter les noix de cajou au mélange d'huile d'olive, en remuant pour enrober.

5. Laisser refroidir 15 minutes avant de servir.

Frites fines au romarin et à l'ail

Temps de préparation : 5 minutes | Temps de cuisson : 18 minutes | Pour 2

1 grosse pomme de terre Russet (environ 12 onces / 340 g), nettoyée et coupée en julienne

1 cuillère à soupe d'huile végétale

Feuilles de 1 brin de romarin frais

Sel casher et poivre noir fraîchement moulu, au goût

1 gousse d'ail, tranchée finement

Sel de mer feuilleté, pour servir

1. Réglez la température du four de la friteuse à air à 400 °F (204 °C). Appuyez sur Start pour commencer le préchauffage.

2. Placer les pommes de terre en julienne dans une grande passoire et rincer sous l'eau courante froide jusqu'à ce que l'eau soit claire. Étalez les pommes de terre sur une double couche de papier essuie-tout et séchez-les.

3. Dans un grand bol, mélanger les pommes de terre, l'huile et le romarin. Assaisonner de sel casher et de poivre et mélanger pour bien enrober. Placer les pommes de terre dans le four de la friteuse à air et faire frire à l'air pendant 18 minutes, en secouant la poêle perforée toutes les 5 minutes et en ajoutant l'ail dans les 5 dernières minutes de cuisson, ou jusqu'à ce que les frites soient dorées et croustillantes.

4. Transférer les frites dans une assiette et saupoudrer de sel de mer feuilleté pendant qu'elles sont chaudes. Sers immédiatement.

Piments shishito avec vinaigrette aux herbes

Temps de préparation : 10 minutes | Temps de cuisson : 6 minutes | Pour 2 à 4 personnes

6 onces (170 g) de piments shishito

1 cuillère à soupe d'huile végétale

Sel casher et poivre noir fraîchement moulu, au goût

½ tasse de mayonnaise

2 cuillères à soupe de feuilles de basilic frais finement hachées

2 cuillères à soupe de persil plat frais haché finement

1 cuillère à soupe d'estragon frais finement haché

1 cuillère à soupe de ciboulette fraîche finement hachée

Le zeste finement râpé de ½ citron

1 cuillère à soupe de jus de citron frais

Sel de mer feuilleté, pour servir

1. Réglez la température du four de la friteuse à air à 400 °F (204 °C). Appuyez sur Start pour commencer le préchauffage.

2. Préparez la vinaigrette : dans un bol, mélangez les shishitos et l'huile pour bien les enrober et assaisonnez avec du sel kasher et du poivre noir. Transférer dans le four de la friteuse à air et faire frire à l'air pendant 6 minutes, en secouant la poêle perforée à mi-chemin ou

jusqu'à ce que les shishitos soient cloqués et légèrement carbonisés.

3. Pendant ce temps, dans un petit bol, fouetter ensemble la mayonnaise, le basilic, le persil, l'estragon, la ciboulette, le zeste de citron et le jus de citron.

4. Empilez les poivrons sur une assiette, saupoudrez de sel de mer feuilleté et servez chaud avec la vinaigrette.

Noix mélangées épicées

Temps de préparation : 5 minutes | Temps de cuisson : 6 minutes | Donne 2 tasses

½ tasse de noix de cajou crues

½ tasse de moitiés de noix de pécan crues

½ tasse de moitiés de noix crues

½ tasse d'amandes entières crues

2 cuillères à soupe d'huile d'olive

1 cuillère à soupe de cassonade claire

1 cuillère à café de feuilles de romarin frais hachées

1 cuillère à café de feuilles de thym frais hachées

1 cuillère à café de sel casher

½ cuillère à café de coriandre moulue

¼ cuillère à café de poudre d'oignon

¼ cuillère à café de poivre noir fraîchement moulu

⅛ cuillère à café d'ail en poudre

1. Réglez la température du four de la friteuse à air à 350 °F (177 °C). Appuyez sur Start pour commencer le préchauffage.

2. Dans un grand bol, combiner tous les ingrédients et mélanger jusqu'à ce que les noix soient uniformément enrobées d'herbes, d'épices et de sucre.

3. Grattez les noix et les assaisonnements dans le four de la friteuse à air et faites-les frire pendant 6 minutes, ou jusqu'à ce qu'ils soient dorés et parfumés, en secouant la poêle perforée à mi-parcours.

4. Transférer les noix de cocktail dans un bol et servir chaud.

Frites de patates douces épicées

Temps de préparation : 10 minutes | Temps de cuisson : 15 minutes | Pour 2

2 cuillères à soupe d'huile d'olive

1½ cuillères à café de paprika fumé

1½ cuillères à café de sel kasher, et plus au besoin

1 cuillère à café de piment en poudre

½ cuillère à café de cumin moulu

½ cuillère à café de curcuma moulu

½ cuillère à café de moutarde en poudre

¼ cuillère à café de poivre de Cayenne

2 patates douces moyennes (environ 10 onces / 284 g chacune), coupées en quartiers, ½ pouce d'épaisseur et 3 pouces de long

Poivre noir fraîchement moulu, au goût

$^2/_3$ tasse de crème sure

1 gousse d'ail, râpée

1. Réglez la température du four de la friteuse à air à 400 °F (204 °C). Appuyez sur Start pour commencer le préchauffage.

2. Dans un grand bol, mélanger l'huile d'olive, le paprika, le sel, la poudre de chili, le cumin, le curcuma, la poudre de moutarde et le poivre de Cayenne. Ajouter les

patates douces, assaisonner de poivre noir et mélanger pour bien enrober.

3. Transférez les patates douces dans le four à friteuse (conservez le bol avec le reste d'huile et d'épices) et faites-les frire pendant 15 minutes, en secouant la poêle perforée à mi-parcours ou jusqu'à ce qu'elles soient dorées et croustillantes. Remettez les quartiers de pommes de terre dans le bol réservé et mélangez à nouveau pendant qu'ils sont chauds.

4. Entre-temps, dans un petit bol, mélanger la crème sure et l'ail. Assaisonner de sel et de poivre noir et transférer dans un plat de service.

5. Servir les quartiers de pommes de terre chauds avec la crème sure à l'ail.

Bouchées de poulet épicées

Temps de préparation : 10 minutes | Temps de cuisson : 10 à 12 minutes | Donne 30 bouchées

8 onces de cuisses de poulet désossées et sans peau, coupées en 30 morceaux

¼ cuillère à café de sel casher

2 cuillères à soupe de sauce piquante

Aérosol de cuisson

1. Réglez la température du four de la friteuse à air à 390 °F (199 °C). Appuyez sur Start pour commencer le préchauffage.

2. Vaporisez la poêle perforée de la friteuse à air avec un aérosol de cuisson et assaisonnez les bouchées de poulet avec le sel casher, puis placez-les dans la poêle perforée et faites-les frire pendant 10 à 12 minutes ou jusqu'à ce qu'elles soient croustillantes.

3. Pendant la cuisson des bouchées de poulet, verser la sauce piquante dans un grand bol.

4. Retirer les bouchées et ajouter au bol de sauce, en remuant pour enrober. Servir chaud.

Ailes de poulet épicées

Temps de préparation : 5 minutes | Temps de cuisson : 20 minutes | Pour 2 à 4 personnes

1 ¼ livres (567 g) d'ailes de poulet, séparées en plats et en pilons

1 cuillère à café de levure chimique

1 cuillère à café de poivre de Cayenne

¼ cuillère à café d'ail en poudre

Sel casher et poivre noir fraîchement moulu, au goût

1 cuillère à soupe de beurre non salé, fondu

Pour servir:

Sauce au bleu

Céleri

Bâtonnets de carottes

7. Placer les ailes de poulet dans une grande assiette, puis saupoudrer uniformément de levure chimique, de poivre de Cayenne et de poudre d'ail. Mélanger les ailes avec les mains, en s'assurant que la levure chimique et les assaisonnements les enrobent complètement, jusqu'à ce qu'ils soient uniformément incorporés. Laissez les ailes reposer au réfrigérateur pendant 1 heure ou jusqu'à une nuit.

8. Réglez la température du four de la friteuse à air à 400 °F (204 °C). Appuyez sur Start pour commencer le préchauffage.

9. Assaisonnez les ailes avec du sel et du poivre noir, puis transférez-les dans le four de la friteuse à air, en les tenant debout contre la paroi de la poêle perforée du four à air et les unes contre les autres. Faire frire à l'air pendant 20 minutes ou jusqu'à ce que les ailes soient bien cuites et croustillantes et dorées. Transférer les ailes dans un bol et mélanger avec le beurre pendant qu'elles sont chaudes.

10. Disposez les ailes sur un plateau et servez chaud avec la vinaigrette au fromage bleu, le céleri et les bâtonnets de carottes.

Croustilles de chou frisé épicé

Temps de préparation : 5 minutes | Temps de cuisson : 8 à 12 minutes | Pour 4 personnes

5 tasses de chou frisé, grosses tiges retirées et hachées

2 cuillères à café d'huile de colza

¼ cuillère à café de paprika fumé

¼ cuillère à café de sel casher

Aérosol de cuisson

1. Réglez la température du four de la friteuse à air à 390 °F (199 °C). Appuyez sur Start pour commencer le préchauffage.

2. Dans un grand bol, mélanger le chou frisé, l'huile de canola, le paprika fumé et le sel casher.

3. Vaporisez la poêle perforée de la friteuse avec un aérosol de cuisson, puis placez la moitié du chou frisé dans la poêle perforée et faites-le frire pendant 2 à 3 minutes.

4. Secouez la poêle perforée et faites frire à l'air pendant 2 à 3 minutes de plus, ou jusqu'à ce qu'elles soient croustillantes. Répétez ce processus avec le kale restant.

5. Retirer le kale et laisser refroidir sur une grille pendant 3 à 5 minutes avant de servir.

Coupes d'épinards et de chair de crabe

Temps de préparation : 10 minutes | Temps de cuisson : 10 minutes | Donne 30 tasses

1 boîte (6 onces / 170 g) de chair de crabe, égouttée pour donner $^1/_3$ tasse de viande

¼ tasse d'épinards surgelés, décongelés, égouttés et hachés

1 gousse d'ail, hachée

½ tasse de parmesan râpé

3 cuillères à soupe de yaourt nature

¼ cuillère à café de jus de citron

½ cuillère à café de sauce Worcestershire

30 mini coquilles phyllo, décongelées

Aérosol de cuisson

1. Réglez la température du four de la friteuse à air à 390 °F (199 °C). Appuyez sur Start pour commencer le préchauffage.

2. Retirez tous les morceaux de carapace qui pourraient rester dans la chair de crabe.

3. Mélanger la chair de crabe, les épinards, l'ail et le fromage ensemble.

4. Incorporer le yogourt, le jus de citron et la sauce Worcestershire et bien mélanger.

5. Déposer une cuillère à café de garniture dans chaque coquille phyllo.

6. Vaporisez la poêle perforée du four à friteuse avec un aérosol de cuisson et disposez la moitié des coquilles dans la poêle perforée. Frire à l'air pendant 5 minutes. Répéter avec les coquilles restantes.

7. Sers immédiatement.

Bouchées au bacon sucré

Temps de préparation : 5 minutes | Temps de cuisson : 7 minutes | Pour 4 personnes

24 patates congelées

6 tranches de bacon cuit

2 cuillères à soupe de sirop d'érable

1 tasse de fromage cheddar râpé

1. Réglez la température du four de la friteuse à air à 400 °F (204 °C). Appuyez sur Start pour commencer le préchauffage.

2. Mettez les tater tots dans la poêle perforée du four à friture à air. Faire frire à l'air pendant 10 minutes en secouant la poêle perforée à mi-cuisson.

3. Pendant ce temps, couper le bacon en morceaux de 1 pouce.

4. Retirez les tater tots de la poêle perforée du four à friteuse et mettez-les dans un plat allant au four. Garnir de bacon et arroser de sirop d'érable. Faire frire à l'air pendant 5 minutes ou jusqu'à ce que les tots et le bacon soient croustillants.

5. Garnir de fromage et faire frire pendant 2 minutes ou jusqu'à ce que le fromage soit fondu.

6. Servir chaud.

Tortellini avec trempette épicée

Temps de préparation : 5 minutes | Temps de cuisson : 20 minutes | Pour 4 personnes

¾ tasse de mayonnaise

2 cuillères à soupe de moutarde

1 oeuf

½ tasse de farine

½ cuillère à café d'origan séché

1½ tasse de chapelure

2 cuillères à soupe d'huile d'olive

2 tasses de tortellinis au fromage surgelés

1. Réglez la température du four de la friteuse à air à 380 °F (193 °C). Appuyez sur Start pour commencer le préchauffage.

2. Dans un petit bol, combiner la mayonnaise et la moutarde et bien mélanger. Mettre de côté.

3. Dans un bol peu profond, battre l'œuf. Dans un autre bol, mélanger la farine et l'origan. Dans un autre bol, mélanger la chapelure et l'huile d'olive et bien mélanger.

4. Déposez les tortellinis, quelques-uns à la fois, dans l'œuf, puis dans la farine, puis à nouveau dans l'œuf, puis dans la chapelure pour les enrober. Mettez dans la poêle perforée du four à friteuse à air, en cuisant par lots.

5. Faire frire à l'air pendant environ 10 minutes, en secouant à mi-cuisson, ou jusqu'à ce que les tortellinis soient croustillants et dorés à l'extérieur. Servir avec le mélange de mayonnaise.

Nachos végétariens au saumon

Temps de préparation : 10 minutes | Temps de cuisson : 9 à 12 minutes | Pour 6 personnes

2 onces (57 g) de croustilles de maïs sans sel cuites au four

1 (5 onces / 142 g) filet de saumon cuit au four, émietté

½ tasse de haricots noirs à faible teneur en sodium en conserve, rincés et égouttés

1 poivron rouge, haché

½ tasse de carotte râpée

1 piment jalapeño, émincé

$^1/_3$ tasse de fromage suisse faible en gras et faible en sodium, râpé

1 tomate, hachée

1. Réglez la température du four de la friteuse à air à 360 °F (182 °C). Appuyez sur Start pour commencer le préchauffage.

2. Dans un plat allant au four, disposer les tortilla chips. Garnir avec le saumon, les haricots noirs, le poivron rouge, la carotte, le jalapeño et le fromage suisse.

3. Cuire au four de la friteuse à air pendant 9 à 12 minutes, ou jusqu'à ce que le fromage soit fondu et commence à dorer.

4. Garnir avec la tomate et servir.

Toast aux crevettes végétariennes

Temps de préparation : 15 minutes | Temps de cuisson : 3 à 6 minutes | Pour 4 personnes

8 grosses crevettes crues, décortiquées et hachées finement

1 blanc d'oeuf

2 gousses d'ail, hachées

3 cuillères à soupe de poivron rouge haché

1 branche de céleri moyenne, hachée

2 cuillères à soupe de fécule de maïs

¼ cuillère à café de cinq épices chinoises en poudre

3 tranches de pain de blé entier sans sodium ferme en tranches minces

1. Réglez la température du four de la friteuse à air à 350 °F (177 °C). Appuyez sur Start pour commencer le préchauffage.

2. Dans un petit bol, mélanger les crevettes, le blanc d'œuf, l'ail, le poivron rouge, le céleri, la fécule de maïs et la poudre de cinq épices. Garnir chaque tranche de pain avec un tiers du mélange de crevettes, en l'étalant uniformément sur les bords. Avec un couteau bien aiguisé, couper chaque tranche de pain en 4 lanières.

3. Placer les toasts de crevettes dans la poêle perforée du four à friteuse en une seule couche. Vous devrez peut-être les faire cuire par lots. Faire frire à l'air pendant 3 à 6 minutes, jusqu'à ce qu'ils soient croustillants et dorés.

4. Servir chaud.

Brochettes de boeuf et mangue

Temps de préparation : 10 minutes | Temps de cuisson : 4 à 7 minutes | Pour 4 personnes

¾ livre (340 g) de pointe de surlonge de boeuf, coupée en cubes de 1 pouce

2 cuillères à soupe de vinaigre balsamique

1 cuillère à soupe d'huile d'olive

1 cuillère à soupe de miel

½ cuillère à café de marjolaine séchée

Pincée de sel

Poivre noir fraîchement moulu, au goût

1 mangue

1. Réglez la température du four de la friteuse à air à 390 °F (199 °C). Appuyez sur Start pour commencer le préchauffage.

2. Mettez les cubes de boeuf dans un bol moyen et ajoutez le vinaigre balsamique, l'huile d'olive, le miel, la marjolaine, le sel et le poivre. Bien mélanger, puis masser la marinade dans le bœuf avec les mains. Mettre de côté.

3. Pour préparer la mangue, tenez-la debout et coupez la peau à l'aide d'un couteau bien aiguisé. Découpez

ensuite délicatement autour du noyau ovale pour retirer la chair. Couper la mangue en cubes de 1 pouce.

4. Enfiler des brochettes de métal en alternant avec trois cubes de bœuf et deux cubes de mangue.

5. Rôtir les brochettes dans la poêle perforée du four à friture pendant 4 à 7 minutes, ou jusqu'à ce que le boeuf soit doré et à au moins 145ºF (63ºC).

6. Servir chaud.

CPSIA information can be obtained
at www.ICGtesting.com
Printed in the USA
BVHW031152150822
644611BV00011B/576